イラストで楽しく学ぶ！

徒手検査インパクト

[MANUAL TESTS IMPACT]

著・原田 晃
（お茶の水はりきゅう専門学校 副校長）

はじめに

　現在、私は鍼灸師の養成学校で教員をしているため、現役の生徒さんと接する機会がたくさんあります。生徒さんとの会話で話題となるのは、やはり勉強のことで、特に勉強方法に関するいろいろな悩みについて相談を受けます。

　そんな中、私自身が凄く気になった相談がありました。それは「徒手検査法が全然覚えられません。試験の4択用に、何かいい語呂合わせはありませんか？」というものでした。それを聞いたとき、正直私は愕然としてしまいました。なぜなら、徒手検査法は医療現場で遭遇するさまざまな患者さんの病態を鑑別し、治療法を決定していくために必要不可欠な知識・技術であり、語呂合わせで上辺だけの知識を覚えることには何の意味もないからです。

　そこで思いついたのが本書『徒手検査インパクト』の執筆でした。検査の流れを親しみやすいイラストで解説し、それぞれの検査はどのようなメカニズムをもつのか、どうして検査が陽性になるとある疾患が疑われるのかなどについて、できるだけわかりやすく読者に伝えられるように、最大限工夫をこらして書き上げました。

　1人でも多くの初学者の方、徒手検査にまだ自信がもてていない臨床家の方に、この『徒手検査インパクト』を手にとってもらい、学校の試験勉強や国家試験の勉強、臨床において、正確な知識を活かしてもらえれば著者として望外の喜びです。

お茶の水はりきゅう専門学校 副校長
原田 晃

本書の使い方

徒手検査法の名称

徒手検査法の流れを示しています

徒手検査法のメカニズムを解説しています

■ スパーリングテスト

1. 患者の背後にまわる。

2. 患者の頭部を後屈+患側へ側屈させる。

患側→

3. 検者の両手を患者の前・側頭部にあて、そのまま下方へ圧迫する。

4. このとき、患側の上肢に放散痛が生じたら陽性とする。

検査陽性で疑われること

頸椎椎間孔の狭小化など

※上肢の原因は弱い場合や、無理に症状の再現をすると病態が悪化するので、自動運動だけで「疼痛の出現」を観察する。

ジャクソンテスト・スパーリングテストのメカニズム

1. 正常な頸椎は椎間孔が広い。

頸神経　椎間孔

2. 頭部を後屈し圧迫すると椎間孔は狭くなるが、頸神経を絞扼することはない。

3. ところが、頸椎に何らかの異常があると椎間孔が狭くなる。

頸神経　狭くなった椎間孔

4. このとき、頭部を後屈し圧迫すると、椎間孔はさらに狭くなり、頸神経を絞扼する。

5. 頸神経を絞扼すると放散痛が発生するのは、頸髄から出た頸神経が上肢に分布しているからである。

頸神経
頸髄

6. このため、放散痛が上肢のどの領域に発生したかによって、絞扼を受けている頸神経のレベルが推察できる。

検査陽性のときに疑われる疾患・症状を示しています

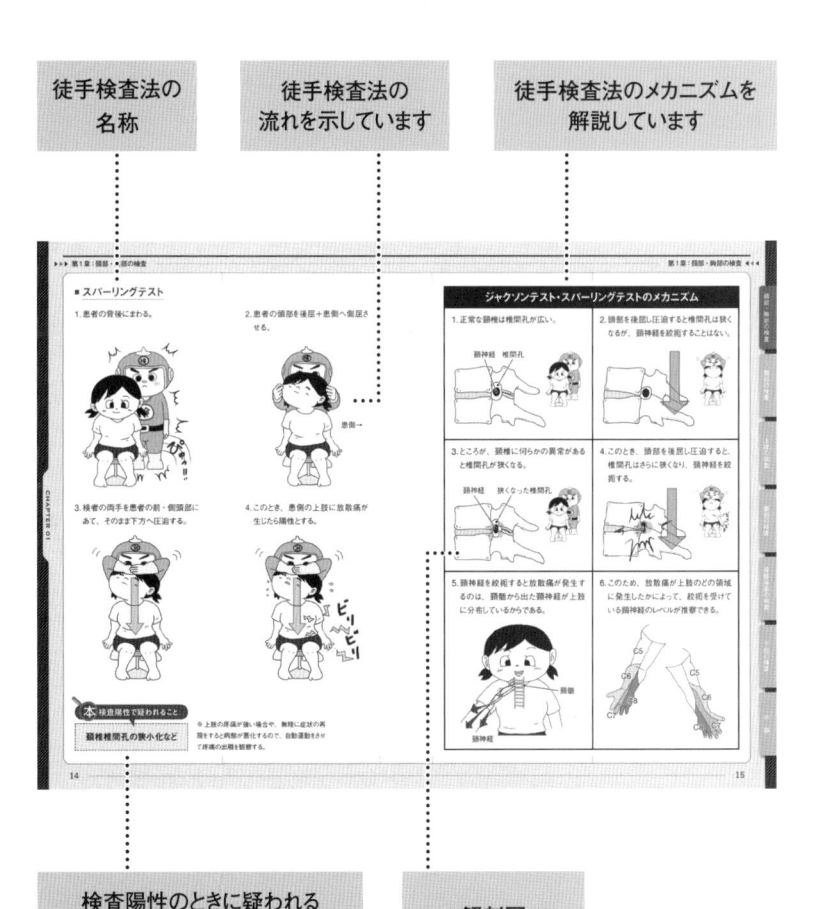

解剖図

Contents

キャラクター紹介 ・・・・・・・・・・・・・・・・・・・・・ 6
関節運動の種類 ・・・・・・・・・・・・・・・・・・・・・・ 7

第1章　頚部・胸部の検査 ・・・・・・ 11
1 頚椎の解剖と異常 ・・・・・・・・・・・・・・・ 12
2 頚椎疾患の徒手検査法 ・・・・・・・・・・・ 13
　　ジャクソンテスト ・・・・・・・・・・・・・・・・・ 13
　　スパーリングテスト ・・・・・・・・・・・・・・・ 14
　　肩押し下げテスト ・・・・・・・・・・・・・・・・ 16
　　イートンテスト ・・・・・・・・・・・・・・・・・・・ 17
　　棘突起叩打テスト ・・・・・・・・・・・・・・・・ 19
　　腱反射 ・・・・・・・・・・・・・・・・・・・・・・・・・ 20
　　知覚テスト ・・・・・・・・・・・・・・・・・・・・・・ 21
　　徒手筋力検査 ・・・・・・・・・・・・・・・・・・・ 22
3 胸郭の解剖と胸郭出口症候群 ・・・・・ 23
4 胸郭出口症候群の徒手検査法 ・・・・・ 24
　　モーレイテスト ・・・・・・・・・・・・・・・・・・・ 24
　　ルーステスト ・・・・・・・・・・・・・・・・・・・・ 25
　　ライトテスト ・・・・・・・・・・・・・・・・・・・・・ 26
　　エデンテスト ・・・・・・・・・・・・・・・・・・・・ 27
　　アドソンテスト ・・・・・・・・・・・・・・・・・・・ 28
　　アレンテスト ・・・・・・・・・・・・・・・・・・・・・ 29

第2章　肩部の検査 ・・・・・・・・・・・・ 31
1 上腕二頭筋長頭腱の解剖と異常 ・・・・ 32
2 上腕二頭筋長頭腱炎の徒手検査法 ・ 33
　　ヤーガソンテスト ・・・・・・・・・・・・・・・・・ 33
　　スピードテスト ・・・・・・・・・・・・・・・・・・ 34
　　ストレッチテスト ・・・・・・・・・・・・・・・・・ 35

3 肩関節の解剖と異常 ・・・・・・・・・・・・・ 36
4 腱板損傷・肩峰下滑液包炎等の検査法 ・ 39
　　ペインフルアーク徴候 ・・・・・・・・・・・・・ 39
　　ダウバーン徴候 ・・・・・・・・・・・・・・・・・・ 41
　　ドロップアームテスト ・・・・・・・・・・・・・・ 42
　　インピンジメント徴候 ・・・・・・・・・・・・・・ 43
5 肩関節不安定性の検査法 ・・・・・・・・・ 44
　　アプリヘンションテスト(前方) ・・・・・・ 44
　　アプリヘンションテスト(後方) ・・・・・・ 45

第3章　上肢の検査 ・・・・・・・・・・・・ 47
1 上肢の解剖と異常 ・・・・・・・・・・・・・・・ 48
2 上腕骨外側上顆炎の検査法 ・・・・・・・ 49
　　トムゼンテスト ・・・・・・・・・・・・・・・・・・・ 49
　　チェアーテスト ・・・・・・・・・・・・・・・・・・・ 50
　　中指伸展テスト ・・・・・・・・・・・・・・・・・・ 51
3 手部の解剖と異常 ・・・・・・・・・・・・・・・ 52
4 ドケルバン病の検査法 ・・・・・・・・・・・・ 54
　　アイヒホッフテスト ・・・・・・・・・・・・・・・・ 54
5 手根管症候群の検査法 ・・・・・・・・・・・ 55
　　ファーレンテスト ・・・・・・・・・・・・・・・・・ 55
　　逆ファーレンテスト ・・・・・・・・・・・・・・・ 55
　　ティネル徴候 ・・・・・・・・・・・・・・・・・・・・ 57
6 尺骨神経麻痺のテスト法 ・・・・・・・・・・ 58
　　フロマン徴候 ・・・・・・・・・・・・・・・・・・・・ 58

第4章　腰部の検査 ・・・・・・・・・・・・ 61
1 腰椎の解剖と異常 ・・・・・・・・・・・・・・・ 62
2 腰椎疾患の検査法 ・・・・・・・・・・・・・・・ 63

棘突起叩打テスト・・・・・・・・・・・・・・63	前方引き出しテスト・・・・・・・・・・・・・・91
下肢伸展挙上テスト・・・・・・・・・・・・・64	ラックマンテスト・・・・・・・・・・・・・・・・92
ラセーグテスト・・・・・・・・・・・・・・・・・・66	**3 後十字靭帯損傷の検査法**・・・・・・・94
ガワース・ブラガード徴候・・・・・・・・・・67	サギングテスト・・・・・・・・・・・・・・・・・・94
ボンネットテスト・・・・・・・・・・・・・・・・68	後方引き出しテスト・・・・・・・・・・・・・・95
上殿神経域圧迫テスト・・・・・・・・・・・69	**4 半月板損傷の検査法**・・・・・・・・・・・97
大腿神経伸展テスト・・・・・・・・・・・・・70	マックマレーテスト:外側半月板・・97
ケンプテスト・・・・・・・・・・・・・・・・・・・72	マックマレーテスト:内側半月板・・98
腱反射・・・・・・・・・・・・・・・・・・・・・・・・73	アプレイ押し下げテスト・・・・・・・・・100
知覚テスト・・・・・・・・・・・・・・・・・・・・74	**5 側副靭帯損傷の検査法**・・・・・・・101
徒手筋力検査・・・・・・・・・・・・・・・・・75	外反ストレステスト・・・・・・・・・・・・・101
	内反ストレステスト・・・・・・・・・・・・・102
第5章 骨盤周囲の検査・・・・・・77	アプレイ引き上げテスト・・・・・・・・・104
1 梨状筋・仙腸関節の解剖と異常・・78	**6 関節水腫の検査法**・・・・・・・・・・・105
2 梨状筋症候群の検査法・・・・・・・・79	膝蓋跳動テスト・・・・・・・・・・・・・・・105
Kボンネットテスト・・・・・・・・・・・・・・・79	**7 腸脛靭帯炎の検査法**・・・・・・・・・106
3 仙腸関節炎の検査法・・・・・・・・・・80	グラスピングテスト・・・・・・・・・・・・・106
ニュートンテスト・・・・・・・・・・・・・・・・80	**8 足部の解剖と異常**・・・・・・・・・・・107
4 股関節の解剖と異常・・・・・・・・・・81	**9 アキレス腱断裂の検査法**・・・・・・・108
5 股関節疾患の検査法・・・・・・・・・・82	トンプソンテスト・・・・・・・・・・・・・・・108
パトリックテスト・・・・・・・・・・・・・・・・82	
トーマステスト・・・・・・・・・・・・・・・・・83	付録・・・・・・・・・・・・・・・・・・・・・・・・・・・109
アリス徴候・・・・・・・・・・・・・・・・・・・・84	
6 中殿筋障害の検査法・・・・・・・・・・85	
トレンデレンブルグ徴候・・・・・・・・・・85	

第6章 下肢の検査・・・・・・・・・・・87
1 膝関節の解剖と異常・・・・・・・・・・88
2 前十字靭帯損傷の検査法・・・・・・・91

徒手検査インパクト キャラクター紹介

けんちゃん

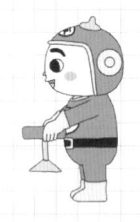

検査が得意な男の子。数多くの検査をテキパキこなす。背が小さいので検査法によっては大変な思いもするが、そこは情熱でカバー。心が優しいので、疼痛を再現する検査では、ビクビクしてしまうことも。

のんちゃん

満身創痍の女の子。色々なスポーツに挑戦するので、ケガをしてしまうことが多い。けんちゃんを信頼しており、検査のときは身体を完全にけんちゃんに委ねている。けんちゃんのせいで脱臼させられたことには気づいていない。

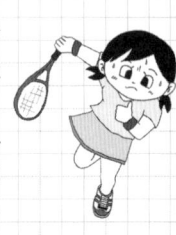

関節運動の種類

1 頚部

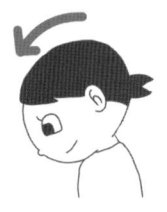

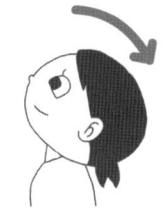

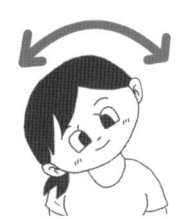

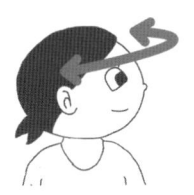

屈曲(前屈)　伸展(後屈)　側屈　回旋

2 肩関節

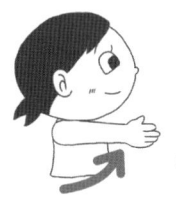

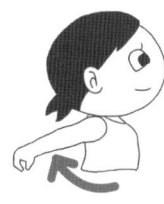

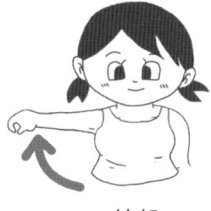

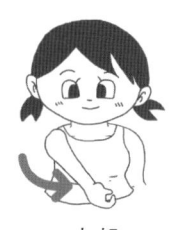

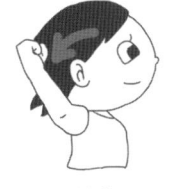

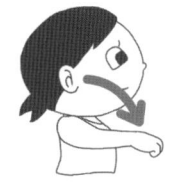

屈曲　伸展　外転　内転

外旋　内旋

3 肘関節

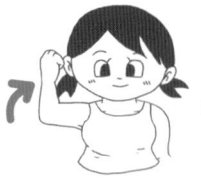

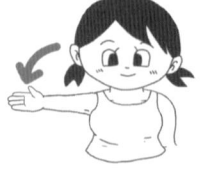

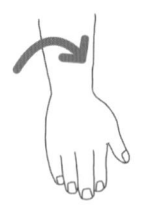

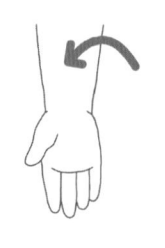

屈曲　　　伸展

4 前腕

回内　　　回外

5 手関節

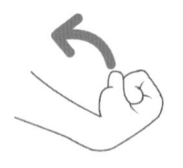

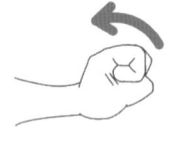

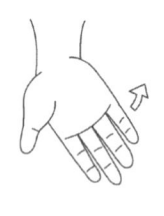

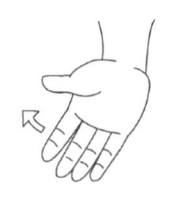

屈曲（掌屈）　伸展（背屈）　尺屈　橈屈

6 脊柱

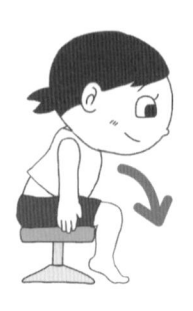

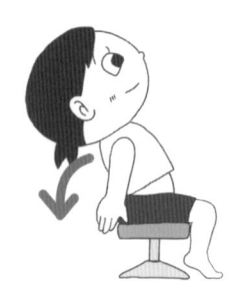

屈曲（前屈）　伸展（後屈）　側屈

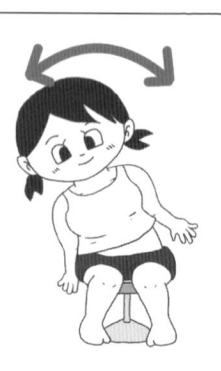

7 股関節

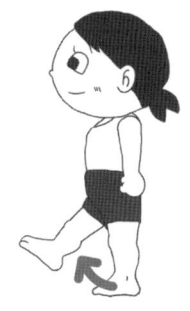

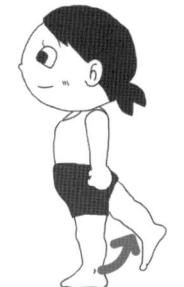

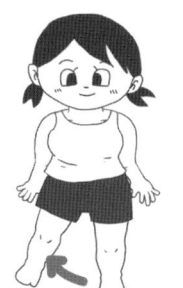

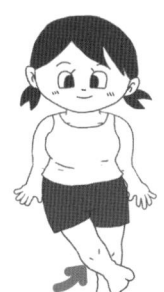

| 屈曲 | 伸展 | 外転 | 内転 |

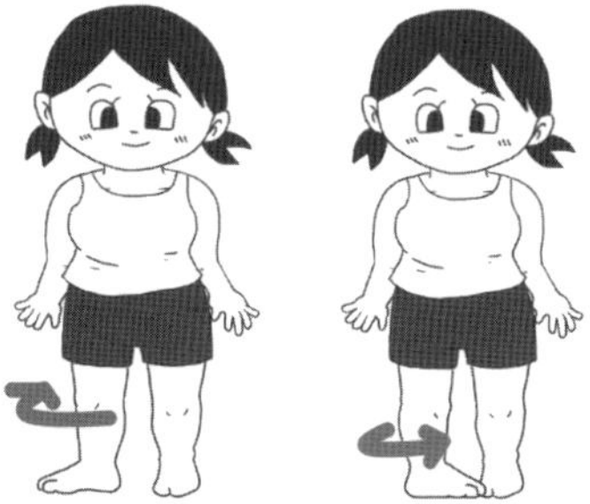

8 膝関節

| 外旋 | 内旋 | 屈曲 | 伸展 |

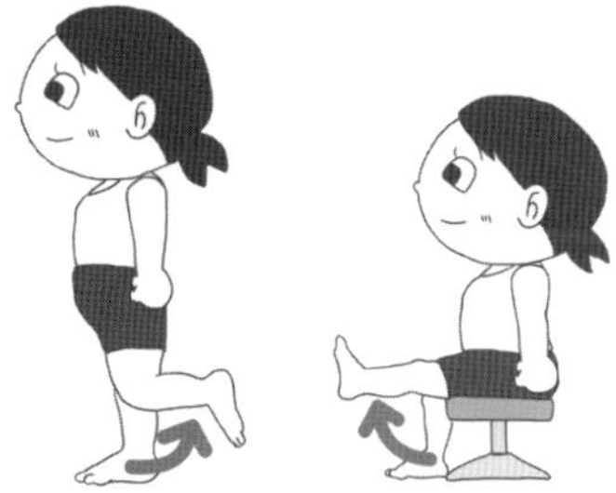

9 足関節

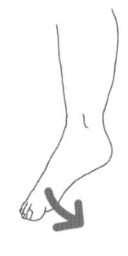

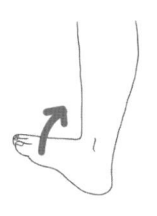

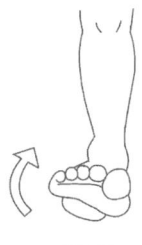

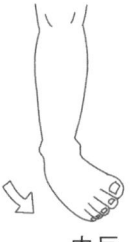

| 底屈 | 背屈 | 外反 | 内反 |

徒手検査法の注意点

　徒手検査法は患者の病態を把握し、疾患を同定するために非常に有効な手段である。しかしながら、徒手検査法の特異度（疾患等を同定する信頼度）は完全なものではなく、ある検査で陽性所見が確認されても、100%その疾患と断定できるものではなく、他の疾患の可能性を完全に排除することはできない。また、検査によっては陽性、陰性の判断を患者の主観に依存せざるを得ないものもある。したがって、検者は徒手検査での結果をあくまでも疾患を同定するための1つの材料とすることにとどめ、問診や他の所見から注意深く病態の把握をしたうえで、疾患の同定を行うべきである。

第 1 章
CHAPTER 01

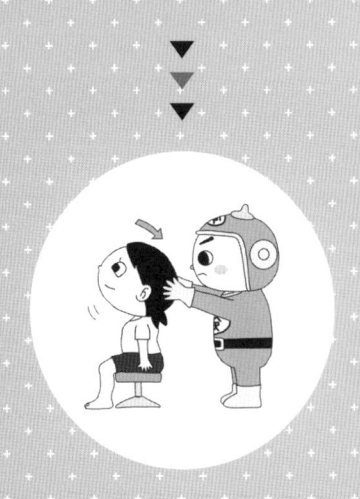

頸部・胸部の検査

▶▶▶ 第1章：頚部・胸部の検査

1 頚椎の解剖と異常

頚髄から分枝した頚神経は、椎間孔を通り脊柱管の外に出る。

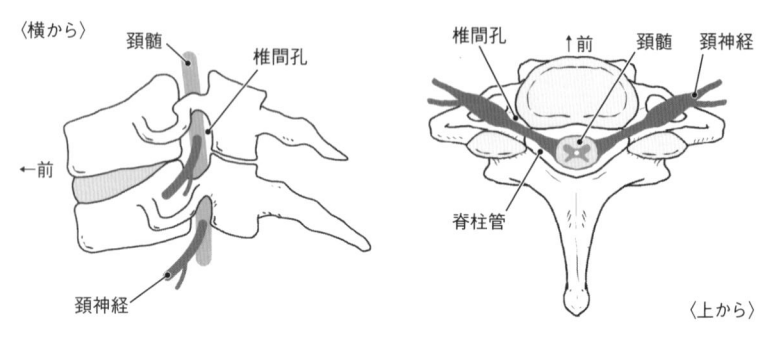

〈横から〉 頚髄　椎間孔

←前

頚神経

椎間孔　↑前　頚髄　頚神経

脊柱管

〈上から〉

この際、頚椎の退行変性などが原因で、頚神経の神経根が圧迫され、上肢の「痺れ」「放散痛」「感覚異常」などが現れることがある。

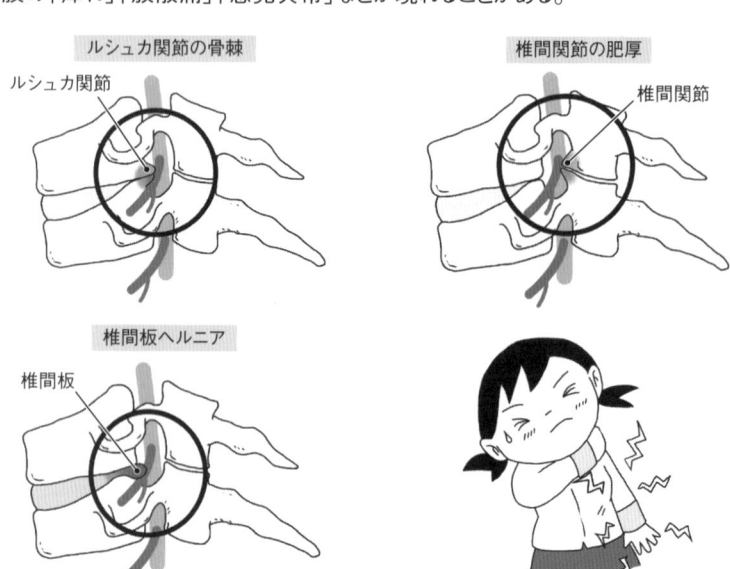

ルシュカ関節の骨棘
ルシュカ関節

椎間関節の肥厚
椎間関節

椎間板ヘルニア
椎間板

2. 頚椎疾患の徒手検査法

■ ジャクソンテスト

1. 患者の背後にまわる。

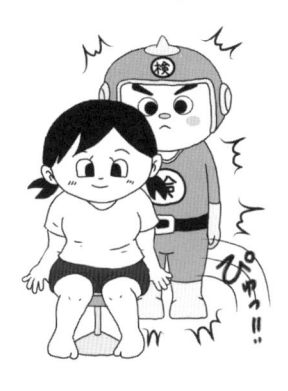

2. 患者の頭部を後屈させる。

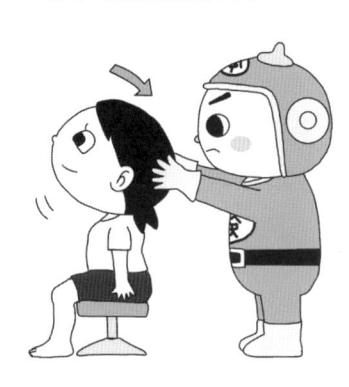

3. 検者の両手を患者の前頭部にあて、そのまま下方へ軽く圧迫する。

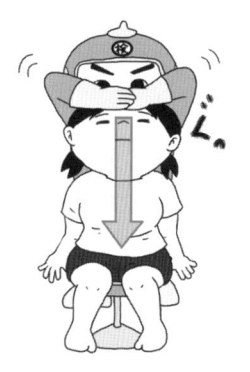

4. このとき、患側の上肢に放散痛が生じたら陽性とする。

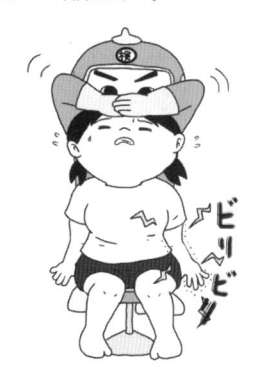

検査陽性で疑われること

頚椎椎間孔の狭小化など

※上肢の疼痛が強い場合や、無理に症状の再現をすると病態が悪化するので、自動運動をさせて疼痛の出現を観察する。

▶▶▶ 第1章：頚部・胸部の検査

■ スパーリングテスト

1. 患者の背後にまわる。

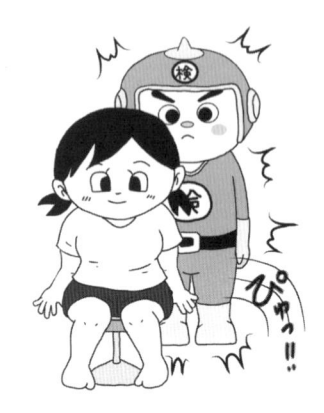

2. 患者の頭部を後屈＋患側へ側屈させる。

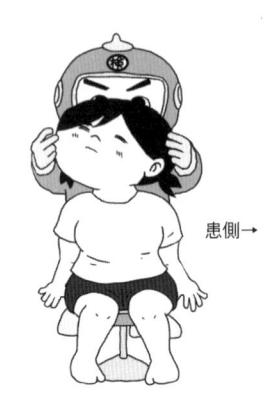

患側→

3. 検者の両手を患者の前・側頭部にあて、そのまま下方へ圧迫する。

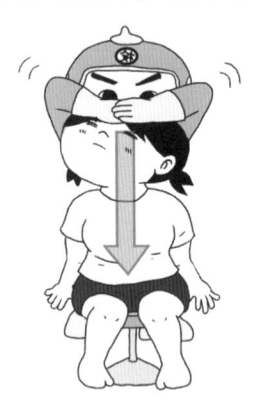

4. このとき、患側の上肢に放散痛が生じたら陽性とする。

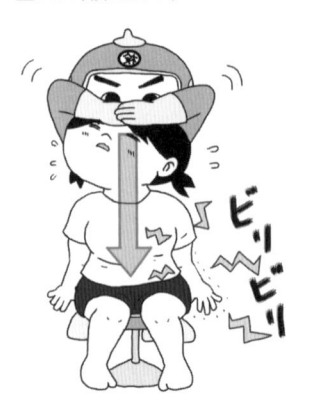

検査陽性で疑われること

頚椎椎間孔の狭小化など

※上肢の疼痛が強い場合や、無理に症状の再現をすると病態が悪化するので、自動運動をさせて疼痛の出現を観察する。

ジャクソンテスト・スパーリングテストのメカニズム

1. 正常な頚椎は椎間孔が広い。

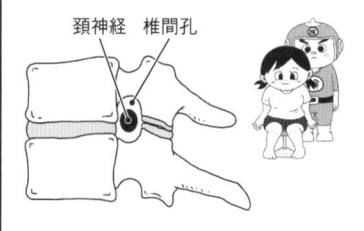

頚神経　椎間孔

2. 頭部を後屈し圧迫すると椎間孔は狭くなるが、頚神経を絞扼することはない。

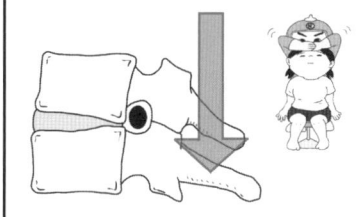

3. ところが、頚椎に何らかの異常があると椎間孔が狭くなる。

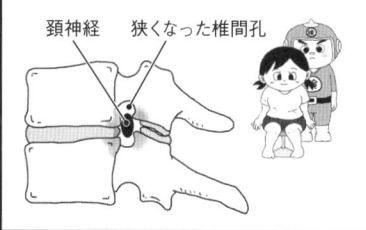

頚神経　狭くなった椎間孔

4. このとき、頭部を後屈し圧迫すると、椎間孔はさらに狭くなり、頚神経を絞扼する。

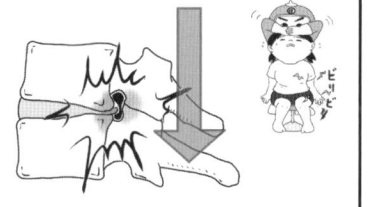

5. 頚神経を絞扼すると放散痛が発生するのは、脊髄から出た頚神経が上肢に分布しているからである。

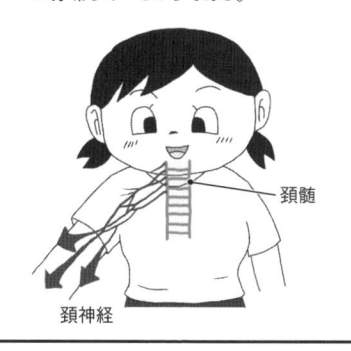

頚髄

頚神経

6. このため、放散痛が上肢のどの領域に発生したかによって、絞扼を受けている頚神経のレベルが推察できる。

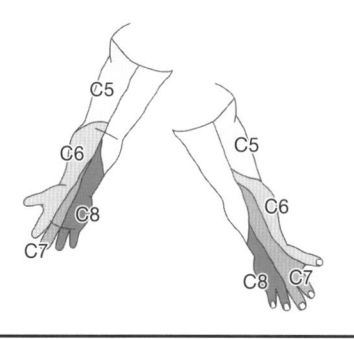

C5
C6
C7
C8

C5
C6
C7
C8

■ 肩押し下げテスト

1. 患者の背後にまわる。

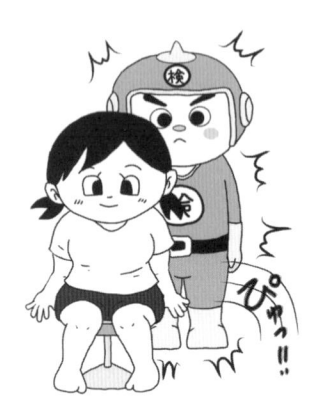

2. 一方の手を患側の肩に、他方の手を側頭部にあてる。

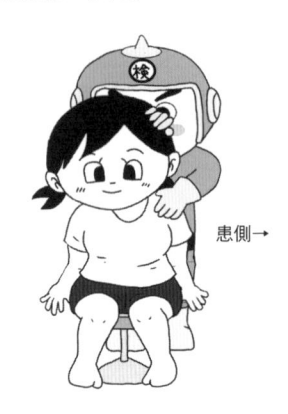

患側→

3. 患者の頚を側屈、肩を押し下げる。

4. このとき、患側の上肢に放散痛が生じたら陽性とする。

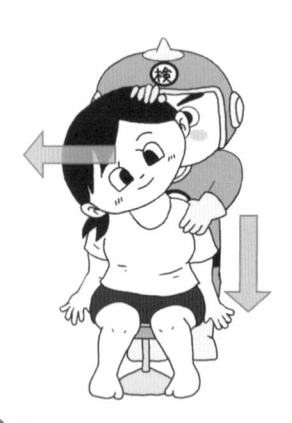

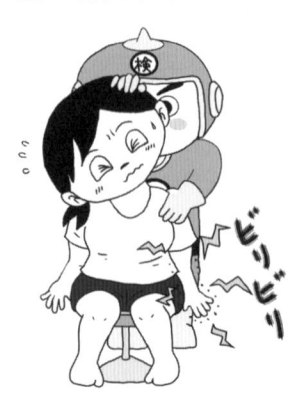

検査陽性で疑われること

神経根周囲組織の癒着、神経根の圧迫、伸展など

第1章：頚部・胸部の検査

■ イートンテスト

1. 患者の背後にまわる。

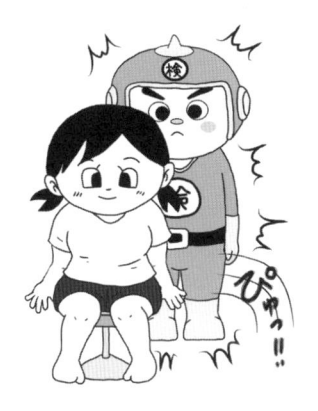

2. 一方の手で患側の手首をつかみ、他方の手で頭部を健側に傾ける。

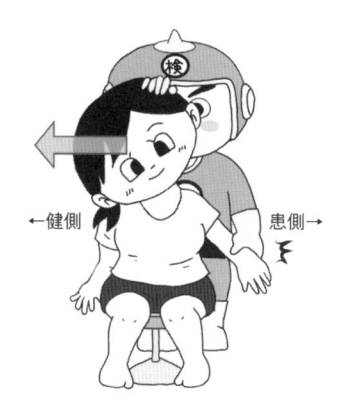

←健側　　患側→

3. そのまま、患側の手関節を背屈し、上肢を後方挙上していく。

4. このとき、患側の上肢に放散痛が生じたら陽性とする。

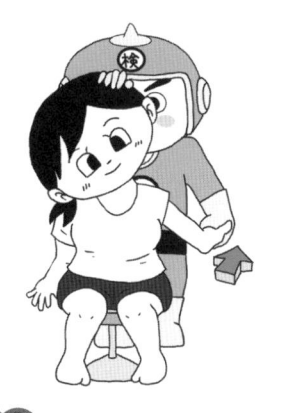

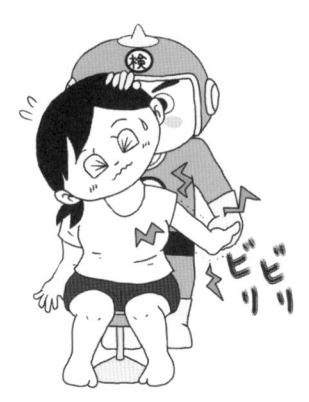

検査陽性で疑われること

神経根周囲組織の癒着、
神経根の圧迫、伸展など

▶▶▶ 第1章：頚部・胸部の検査

肩押し下げテスト・イートンテストのメカニズム

1. 通常、神経根は椎間孔を出る際に固定はされておらず、ある程度の可動域を持っている。

2. ところが、神経根周囲の組織が損傷すると、瘢痕組織が生じ神経根の癒着が起こる。

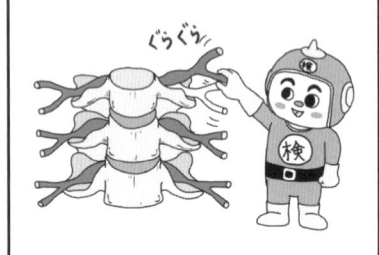

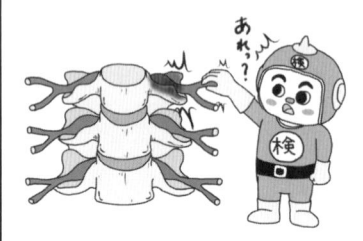

3. このとき、頚部を側屈し、肩を押し下げたり、上肢を牽引すると頚神経が無理に引き伸ばされ、放散痛が発生する。

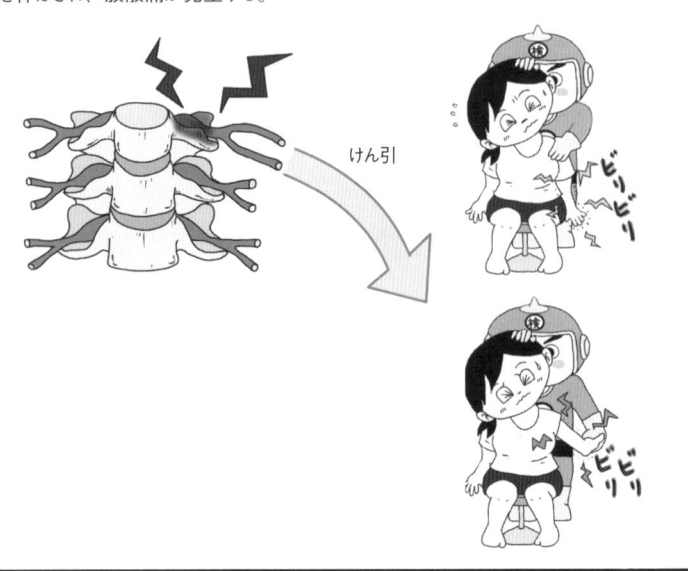

けん引

第1章：頚部・胸部の検査

■ 棘突起叩打テスト

1. 検者は打腱器を用意し、患者の背後にまわる。

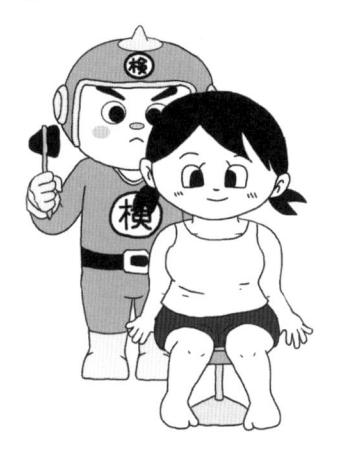

2. 患者に頚椎を軽度屈曲させる。

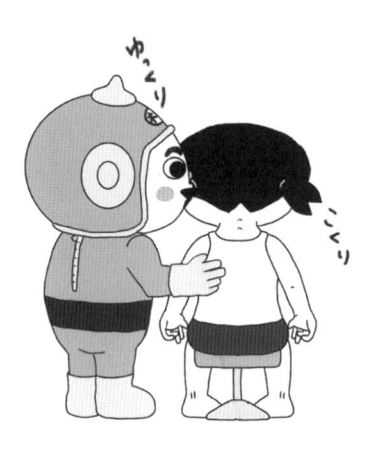

3. 検者は患者の各棘突起を打腱器で叩打する。

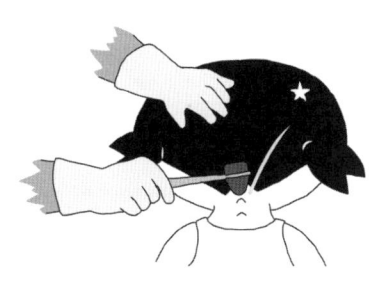

4. このとき、頚椎局所の疼痛、上肢への放散痛がある場合、陽性とする。

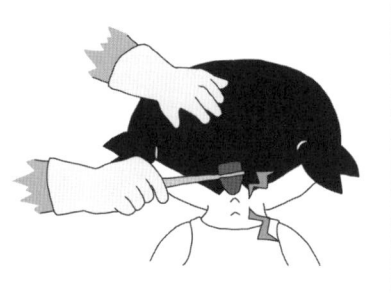

検査陽性で疑われること

局所の疼痛：頚椎の骨、靱帯の損傷など
上肢への放散痛：神経根症など

棘突起叩打テストのメカニズム

障害部位への物理的な刺激により、疼痛を再現する。

▶▶▶ 第1章：頸部・胸部の検査

■ 腱反射

1. 上腕二頭筋反射	患者の前腕を支えるように持ち、母指を患者の上腕二頭筋腱の上にあてる。検者は打腱器で母指を叩打する。		**反射減弱**：C5・C6神経根の病変(主にC5) **反射消失**：筋皮神経の障害 **反射亢進**：上位運動ニューロンの障害
2. 腕橈骨筋反射	患者の前腕を支えるように持ち、打腱器で橈骨茎状突起の2～3cm上方を叩打する。		**反射減弱**：C5・C6神経根の病変(主にC6) **反射消失**：橈骨神経の障害 **反射亢進**：上位運動ニューロンの障害
3. 上腕三頭筋反射	片手で患者の腕を持ち上げ、肘関節を屈曲させ、打腱器で肘頭の上腕三頭筋腱を叩打する。		**反射減弱**：C6・C7・C8神経根の病変(主にC7) **反射消失**：橈骨神経の障害 **反射亢進**：上位運動ニューロンの障害

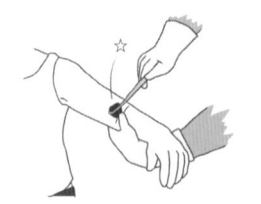

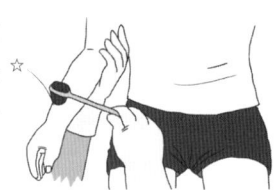

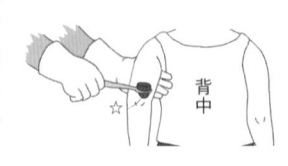

腱反射のメカニズム

①腱を打腱器で叩くことにより、筋が伸張する。筋が伸張された情報はIa群線維により、脊髄に伝えられる。

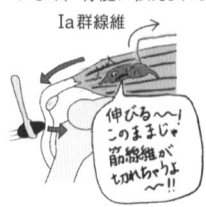

②脊髄において、Ia群線維がα運動ニューロンにシナプスを介して情報を伝達し、これを興奮させる。

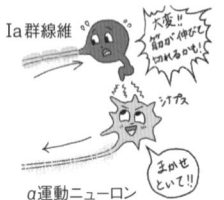

③その結果、筋は収縮する。もし、神経に障害があると、腱反射に異常が生じる。

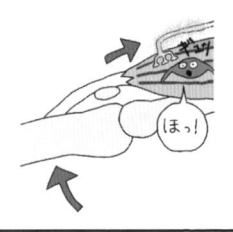

第1章：頚部・胸部の検査

■ 知覚テスト

神経根の障害では、髄節が支配する皮膚領域に知覚の異常が生じる。

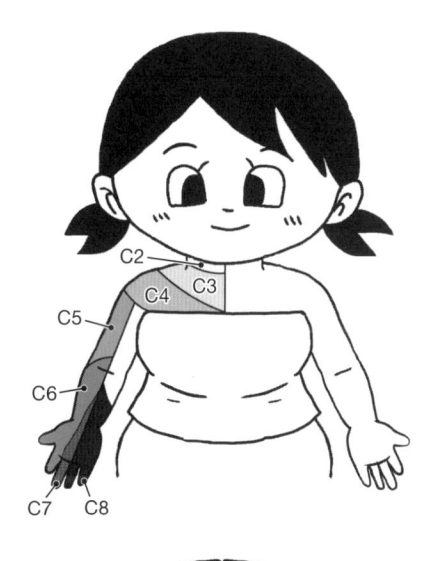

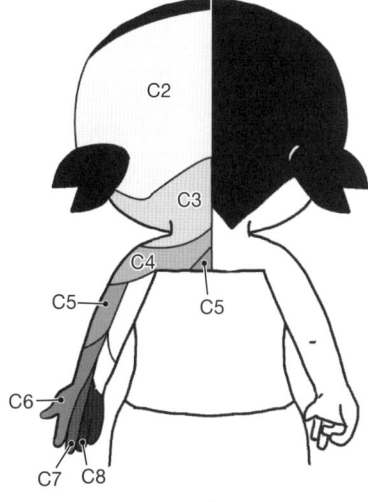

※ 実際の髄節が支配する皮膚領域は明瞭に分かれてはおらず、また個人差もあるので、イラストはあくまで目安として考えること。

■ 徒手筋力検査(MMT)

筋力の低下は、神経根の障害を示唆する。

1. 三角筋(C5・C6：腋窩神経支配)

患者は肩関節外転。検者はこれに抵抗する。この際の左右の筋力を評価する。

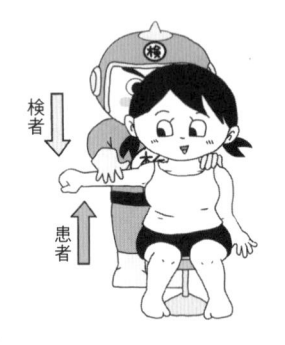

2. 上腕二頭筋(C5・C6：筋皮神経支配)

患者は肘関節を屈曲。検者はこれに抵抗する。この際の左右の筋力を評価する。

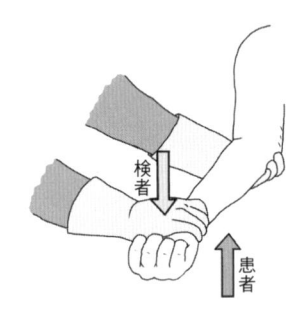

3. 上腕三頭筋
(C7：橈骨神経支配)

患者は肘関節軽度屈曲位から、肘関節伸展。検者はこれに抵抗する。この際の左右の筋力を評価する。

4. 手関節の伸筋
(C6・C7：橈骨神経支配)

患者は手関節伸展(背屈)。検者はこれに抵抗する。この際の左右の筋力を評価する。

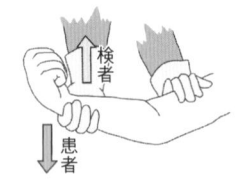

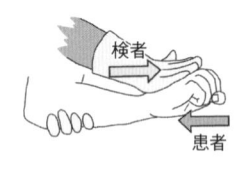

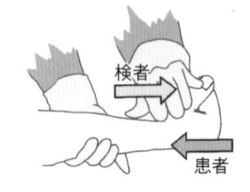

5. 手関節の屈筋
(C7：正中神経支配・
C8：尺骨神経支配)

患者は手関節屈曲(掌屈)。検者はこれに抵抗する。この際の左右の筋力を評価する。

MMTの評価
5(Normal)：強い徒手抵抗に抗して運動できる。
4(Good)：中等度～強度の徒手抵抗、重力に抗して運動できる。
3(Fair)：重力に抗して運動できるが、徒手抵抗には抗して運動できない。
2(Poor)：重力を除去できる肢位からであれば、筋の収縮により運動ができる。
1(Trace)：筋収縮は確認できるが、関節運動は起こらない。
0(Zero)：筋収縮・関節運動が全く確認できない。

3 胸郭の解剖と胸郭出口症候群

腕神経叢・鎖骨下動脈・鎖骨下静脈は、「前斜角筋と中斜角筋の隙間」、「鎖骨と第1肋骨の隙間」、「小胸筋の下」などを走行する。

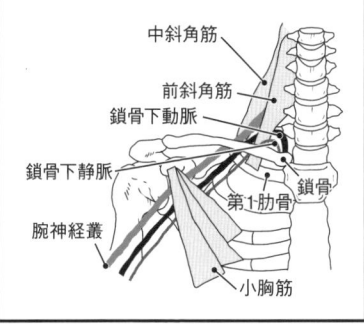

このとき、何らかの原因により腕神経叢や鎖骨下動脈・鎖骨下静脈が絞扼または牽引され、上肢に痺れや疼痛が生じることがある。これを「胸郭出口症候群」という。

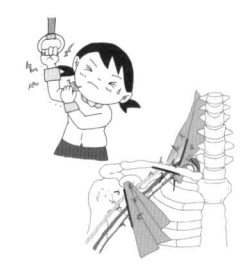

〈胸郭出口症候群の分類〉

①頚肋症候群
下部頚椎に付着する不完全な肋骨(頚肋)が神経、血管を圧迫することが原因。

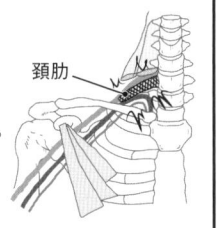

②斜角筋症候群
前斜角筋・中斜角筋と第1肋骨がつくる「斜角筋三角」で、神経、血管が圧迫されることが原因。

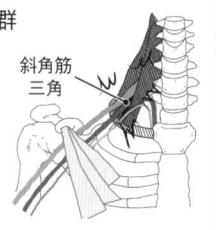

③肋鎖症候群
神経・血管が鎖骨と第1肋骨の間(肋鎖間隙)で圧迫されることが原因。

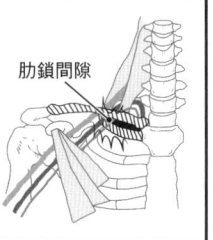

④過外転症候群
上肢過外転時、神経、血管が小胸筋によって圧迫されることが原因と考えられている。

4. 胸郭出口症候群の徒手検査法

■ モーレイテスト

1. 患者を座位にし、鎖骨上窩(斜角筋三角)で腕神経叢を母指で圧迫する。

2. このとき、放散痛が生じたら陽性とする。

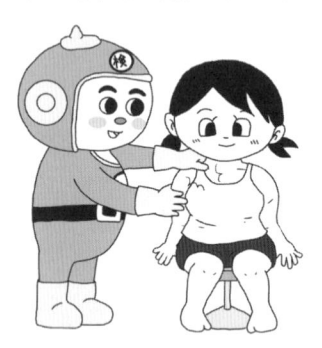

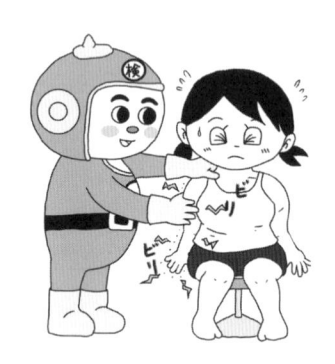

検査陽性で疑われること

腕神経叢の圧迫など

モーレイテストのメカニズム

鎖骨上窩(斜角筋三角)を、検者の母指で圧迫することにより、斜角筋三角で圧迫を受けている腕神経叢の支配領域に放散痛が発生する。

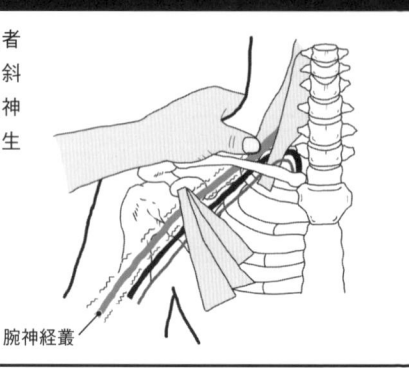

腕神経叢

第1章：頚部・胸部の検査

■ ルーステスト

1. 患者を座位にし、肩関節90°外転、90°外旋、肘関節90°屈曲の肢位で、指の屈伸を3分間行わせる。

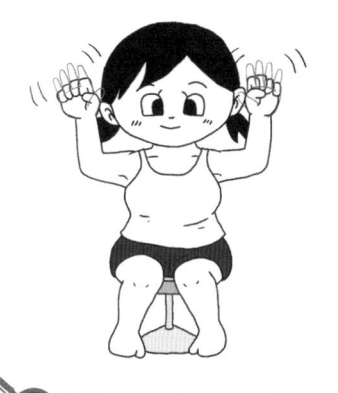

2. このとき、手指の痺れ、前腕部の倦怠感で上肢を下ろしてしまうものを陽性とする。

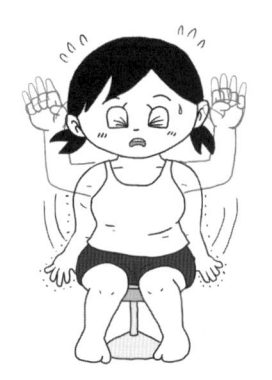

本 検査陽性で疑われること

肋鎖間隙での腕神経叢の圧迫など

ルーステストのメカニズム

1. 肋鎖間隙には腕神経叢が通る

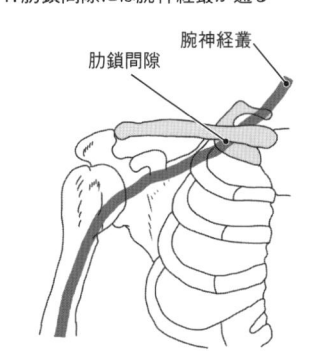

   腕神経叢
   肋鎖間隙

2. 上腕を挙上すると、鎖骨が後方回旋する。すると肋鎖間隙は狭くなり、腕神経叢が圧迫を受ける。

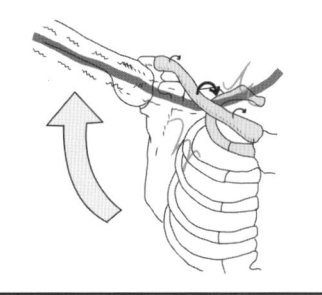

25

▶▶▶ 第1章：頚部・胸部の検査

■ ライトテスト

1. 患者の背後にまわる。

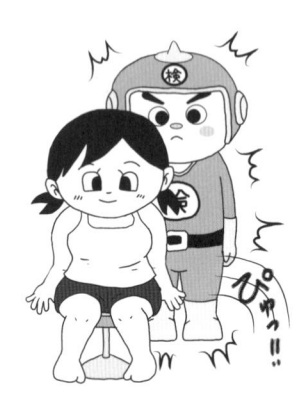

2. 検者は患者の橈骨動脈の拍動を触知し、他動的に患者の肩関節を90°外転、90°外旋、肘関節90°屈曲位にする。

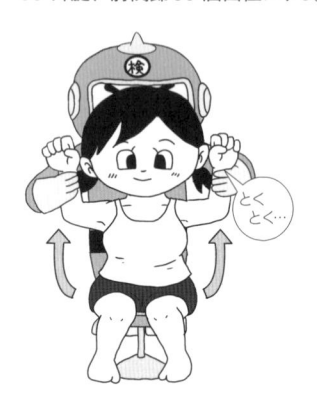

3. このとき、橈骨動脈の拍動が減弱した場合、陽性とする。

ライトテストのメカニズム

上腕を過外転すると、小胸筋により、血管が圧迫を受ける。

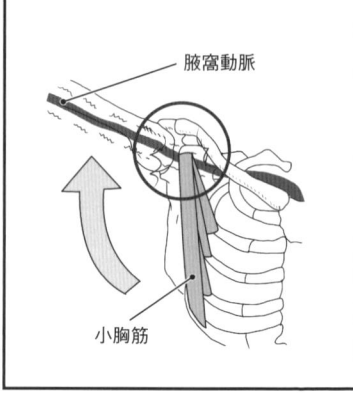

- 腋窩動脈
- 小胸筋

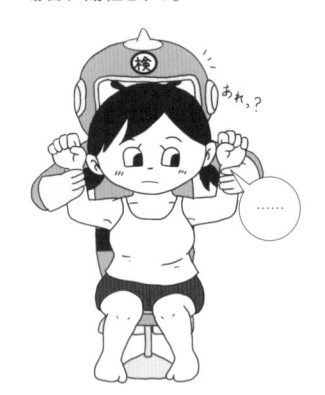

本 検査陽性で疑われること

小胸筋による血管の圧迫など

■ エデンテスト

1. 患者の背後にまわる。

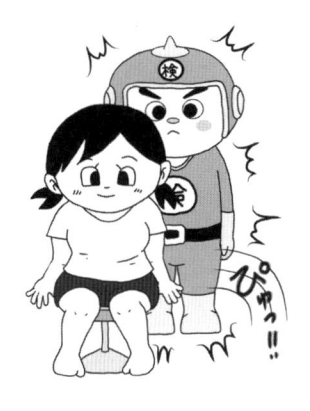

2. 検者は患者の両側の橈骨動脈を触知しながら、両肩を後方に引く。

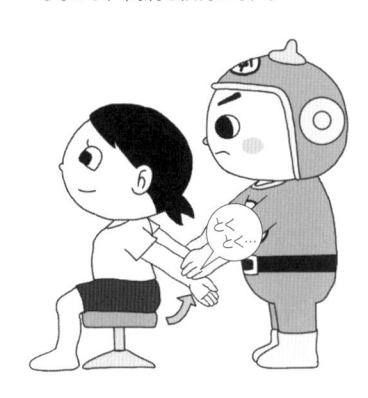

3. このとき、橈骨動脈の拍動が減弱した場合、陽性とする。

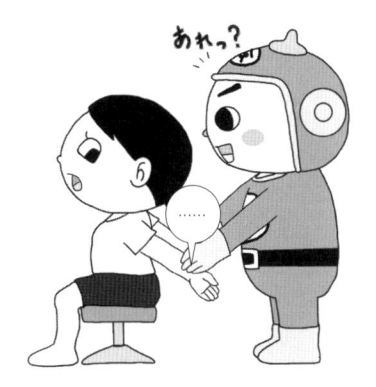

本 検査陽性で疑われること

肋鎖間隙での血管の圧迫など

エデンテストのメカニズム

肩関節を伸展すると肋鎖間隙は狭まり、肋鎖間隙を通過する血管は圧迫を受ける。

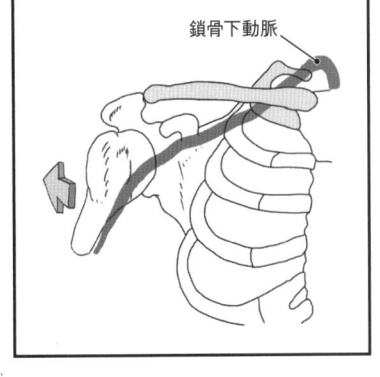

鎖骨下動脈

▶▶▶ 第1章：頸部・胸部の検査

■ アドソンテスト

1. 患者の背後にまわる。

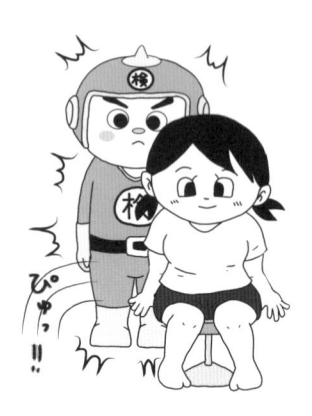

2. 患者は頭部を軽く後屈した上で、患側に回旋する。術者は橈骨動脈の拍動を触知する。

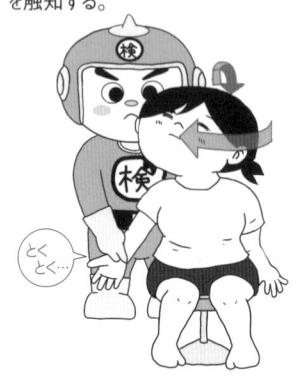

3. さらに患者は深く息を吸い込み、止める。このとき、橈骨動脈の拍動が減弱した場合、陽性とする。

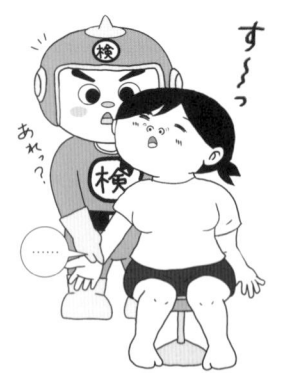

本 検査陽性で疑われること

斜角筋の緊張・短縮による神経、血管の圧迫など

アドソンテストのメカニズム

吸気※によって斜角筋は収縮する。もともと斜角筋三角が狭いと、斜角筋の収縮により、血管が圧迫を受ける。

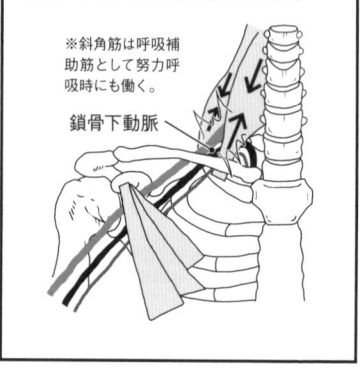

※斜角筋は呼吸補助筋として努力呼吸時にも働く。

鎖骨下動脈

■ アレンテスト

1. 患者の背後にまわる。

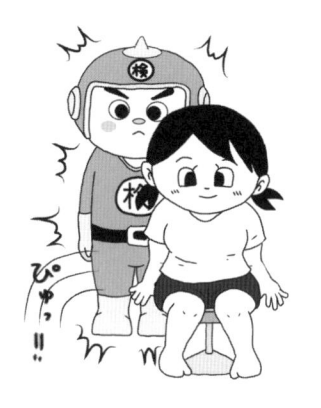

2. 患者に患側の肩関節90°外転、90°外旋、肘関節90°屈曲の肢位をとらせ、患側の橈骨動脈の拍動を触知する。

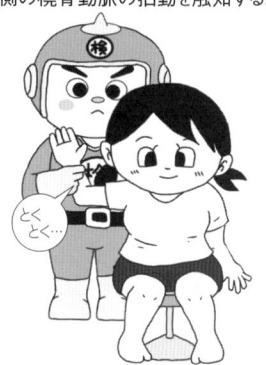

3. さらに患者は健側に頭部を回旋する。このとき、橈骨動脈の拍動が減弱した場合、陽性とする。

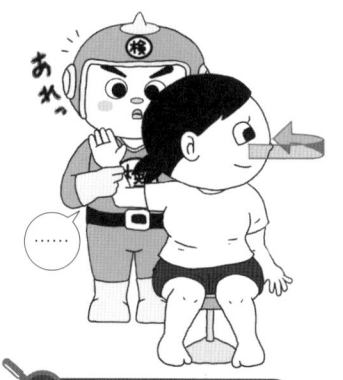

本 検査陽性で疑われること

斜角筋の緊張・短縮による神経、血管の圧迫など

アレンテストのメカニズム

右側の斜角筋が収縮すると、頭部は左側に回旋する。すなわち、本検査の肢位をとることにより、回旋した側と反対の斜角筋が収縮する。斜角筋三角がもともと狭いと、血管がさらに圧迫される。

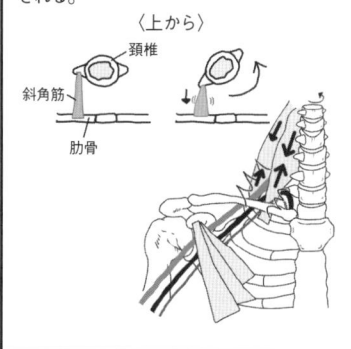

第2章
CHAPTER 02

肩部の検査

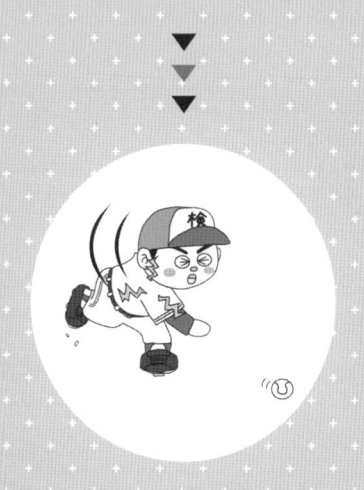

▶▶▶ 第2章：肩部の検査

1 上腕二頭筋長頭腱の解剖と異常

上腕骨の結節間溝には上腕二頭筋長頭の腱が走行しており、上腕二頭筋の収縮時に、結節間溝と腱の間で摩擦が起こりやすい構造になっている。

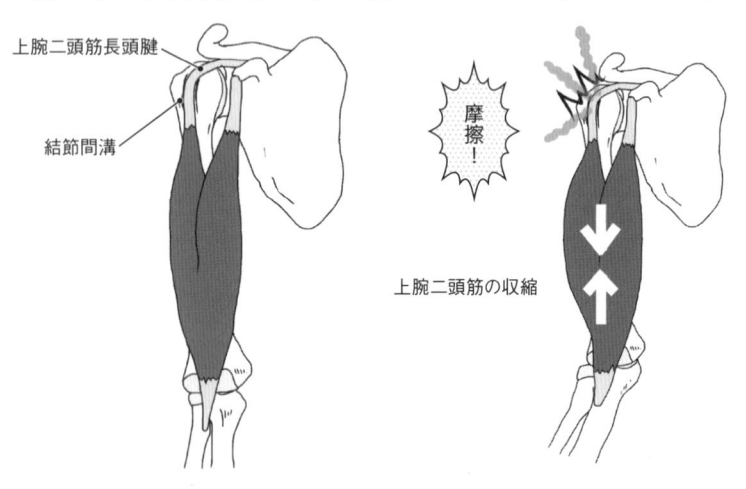

上腕二頭筋の酷使などにより、上腕二頭筋長頭腱に炎症が起こることがあり、これを「上腕二頭筋長頭腱炎」と呼ぶ。

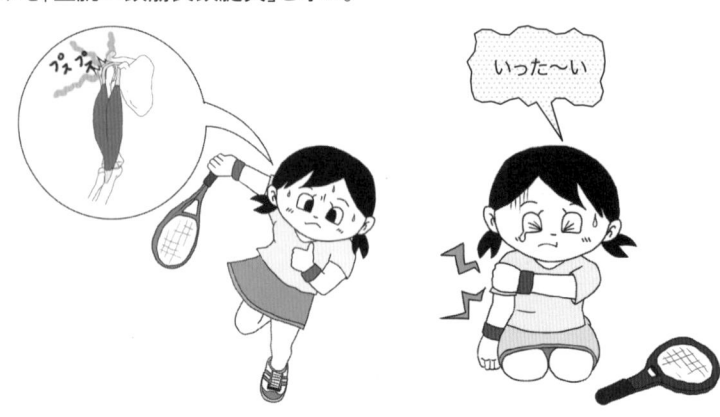

2. 上腕二頭筋長頭腱炎の徒手検査法

■ ヤーガソンテスト

1. 患者は肘関節90°屈曲、検者は患者の肘をつかみ、前腕を回内位で把持する。

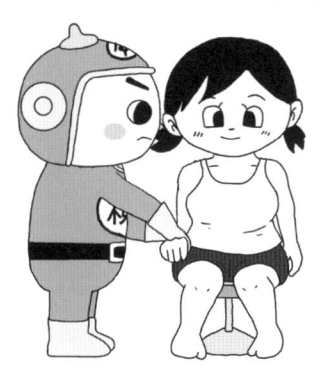

2. 患者には、検者の力に抵抗して前腕を回外してもらう。

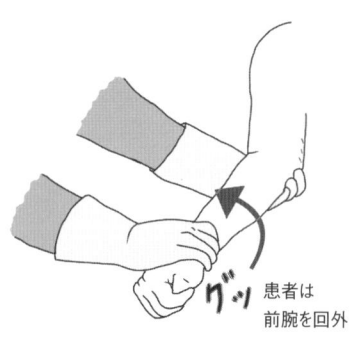

患者は前腕を回外

3. このとき、結節間溝部に疼痛が再現されたら陽性とする。

ヤーガソンテストのメカニズム

上腕二頭筋長頭腱に炎症があると、前腕回外で作用する上腕二頭筋が収縮し、結節間溝部に疼痛が再現される。

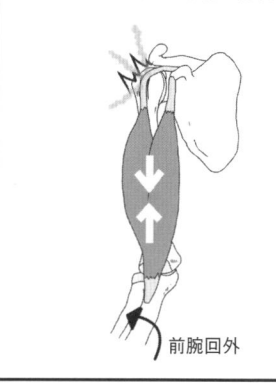

前腕回外

検査陽性で疑われること

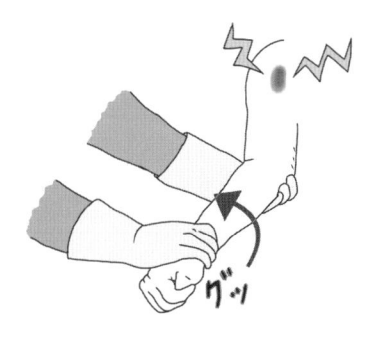

上腕二頭筋長頭腱部の炎症など

▶▶▶ 第2章：肩部の検査

■ スピードテスト

1. 患者は患側の肘関節を伸展、前腕を回外し、腕を体の前に少し差し出す。

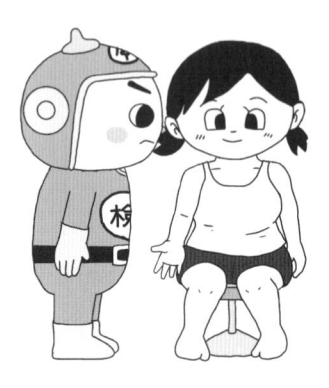

2. 検者は片手の指で患者の結節間溝部を押さえ、もう一方の手で手首を上から押さえる。

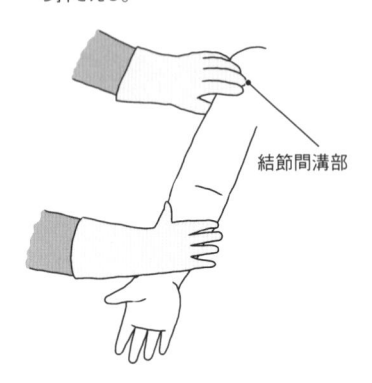

結節間溝部

3. 患者はこれに抵抗し、腕を挙上する。このとき、結節間溝部に疼痛が再現されたら陽性とする。

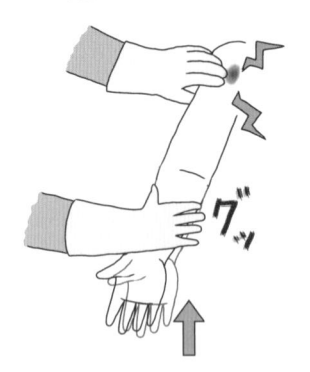

スピードテストのメカニズム

上腕二頭筋長頭腱に炎症があると、前腕回外・肘関節屈曲で作用する上腕二頭筋が収縮し、結節間溝部に疼痛が再現される。

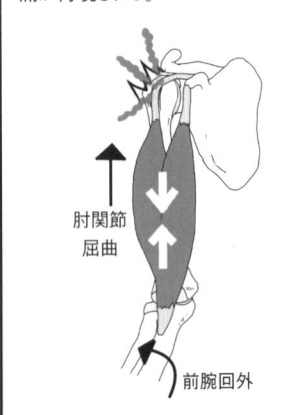

肘関節屈曲

前腕回外

本 検査陽性で疑われること

上腕二頭筋長頭腱部の炎症など

■ ストレッチテスト

1. 患者は肘関節伸展位をとる。検者は患者の肘を持ち、腕を後方に挙上させてゆく。

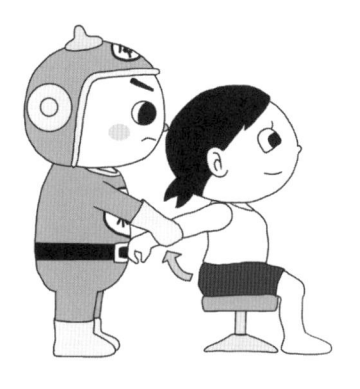

2. このとき、患者の結節間溝部に疼痛が生じるかどうかを確認する。

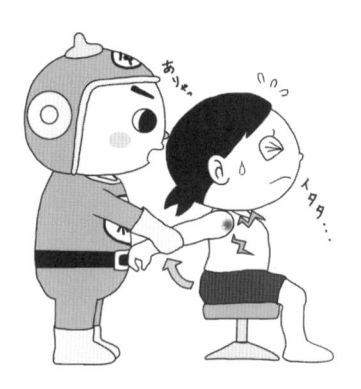

3. 疼痛を確認した後、肘関節を屈曲することでその疼痛が消失する場合、陽性とする。

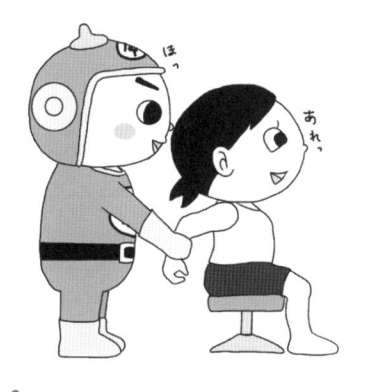

本 検査陽性で疑われること

上腕二頭筋長頭腱部の炎症など

ストレッチテストのメカニズム

もし、上腕二頭筋長頭腱に炎症があると、肩関節伸展位で上腕二頭筋長頭腱に伸展ストレスがかかり疼痛が再現される。

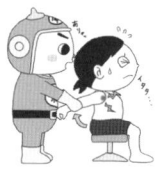

ところが、この肢位のまま肘関節を屈曲させると、上腕二頭筋長頭腱の伸展ストレスが緩和され疼痛が消える。

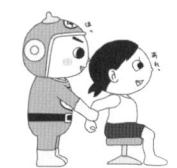

3. 肩関節の解剖と異常

1. 回旋筋腱板（ローテータカフ）

肩関節（肩甲上腕関節）は棘上筋・棘下筋・小円筋・肩甲下筋の4つの筋、すなわち回旋筋腱板（ローテーターカフ：以下、腱板）によって安定する。

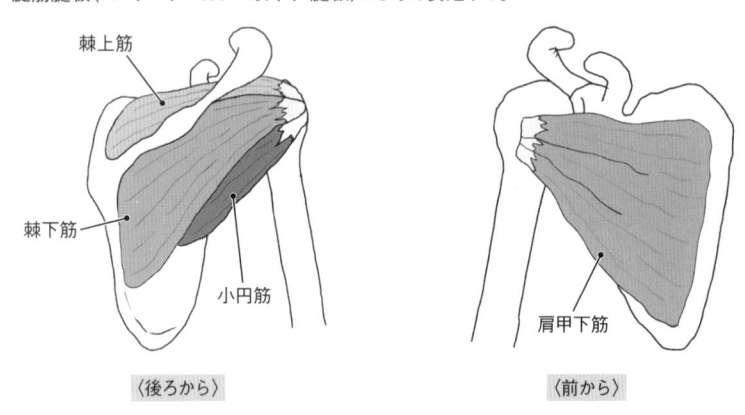

〈後ろから〉 棘上筋／棘下筋／小円筋

〈前から〉 肩甲下筋

2. 肩峰下滑液包

肩関節を外転させるとき、腱板は肩峰と上腕骨頭に挟まれるかたちになるが、この際、肩峰下滑液包がクッションの役割をすることで、腱板を保護する。

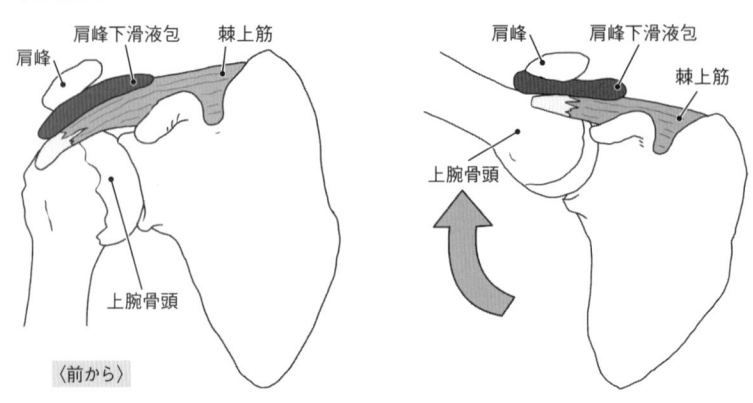

〈前から〉 肩峰／肩峰下滑液包／棘上筋／上腕骨頭

3. 腱板・肩峰下滑液包の障害

腱板炎
肩関節のオーバーユースによる筋膜炎や骨膜炎が腱板炎へ移行すると考えられている。

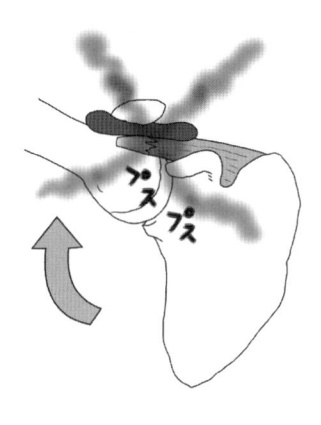

腱板断裂
腱板の変性が基盤となり、そこにさまざまな外傷などの外的要因が加わることによって腱板の断裂が起こると考えられている。

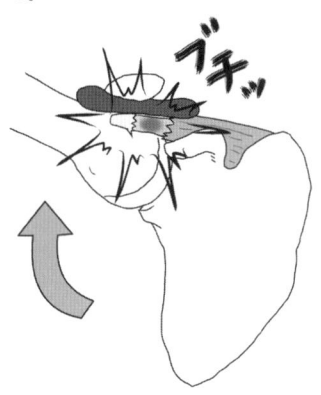

肩峰下滑液包炎
動揺性肩関節症、腱板炎、腱板断裂などの疾患に、続発または合併して肩峰下滑液包の炎症が起こることがある。

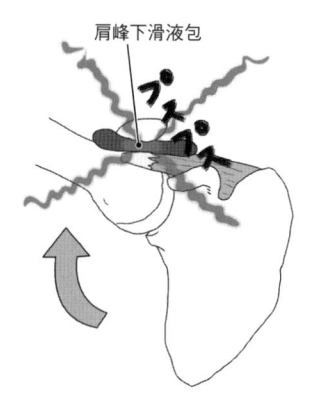

肩を酷使するスポーツで腱板断裂がみられるよ

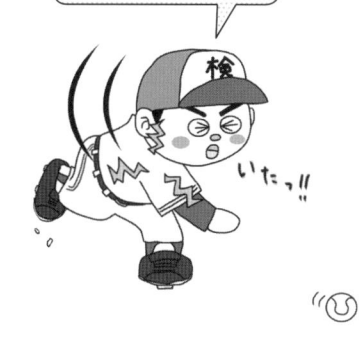

4. 肩関節の脱臼

前方脱臼

転倒し、肩関節外転・外旋位で手をついたときなどに、上腕骨頭が前方へはね出ることによって起こる。肩関節の脱臼のうち約9割が前方脱臼である。

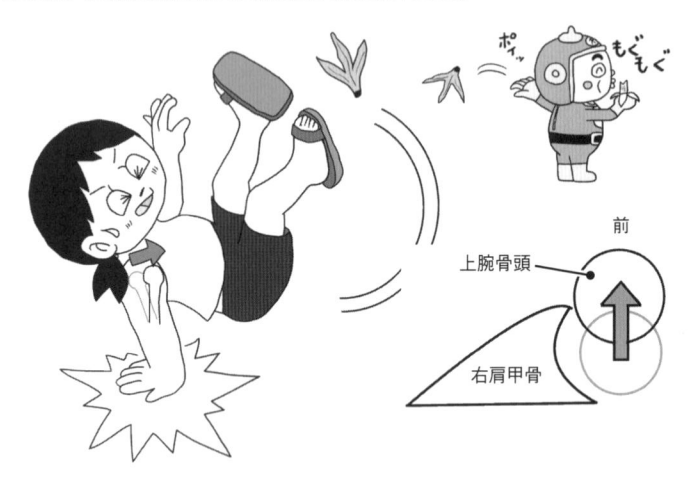

後方脱臼

肩関節外転・内旋位で手を強くついたときなどに、上腕骨頭が後方へはね出ることによって起こる。

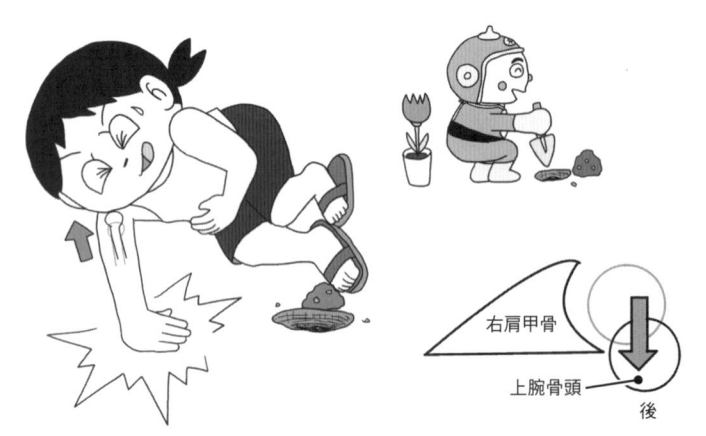

4. 腱板損傷・肩峰下滑液包炎等の検査法

■ ペインフルアーク徴候（有痛弧徴候）

1. 患者の背後にまわる。

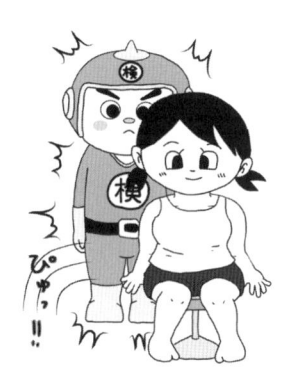

2. 片手を患者の肩部、もう一方の手で手関節を把持する。

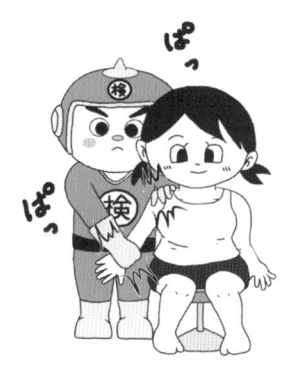

3. 次に肩関節を他動的に外転させていく。このとき、外転60°〜120°の範囲で疼痛が出現し、それ以外の範囲では疼痛が消失した場合を陽性とする。

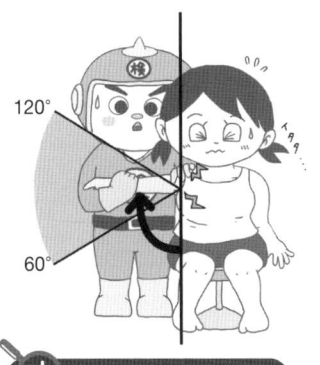

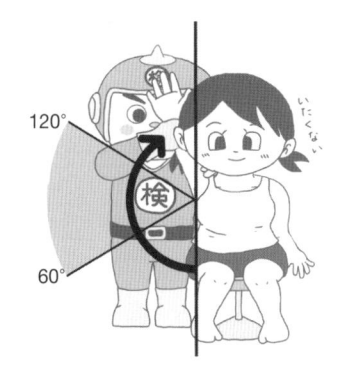

本 検査陽性で疑われること

腱板炎・腱板の不全断裂・肩峰下滑液包炎など

ペインフルアーク徴候のメカニズム

肩関節の「外転運動」は、肩関節の「外旋運動」と上腕骨頭の下方への「すべり運動」をともなう。これにより、肩関節外転にともなって腱板と肩峰の衝突が回避されている。

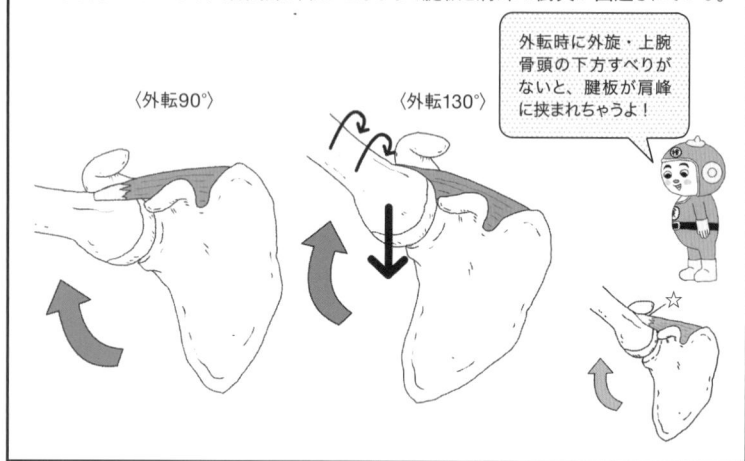

〈外転90°〉　〈外転130°〉

外転時に外旋・上腕骨頭の下方すべりがないと、腱板が肩峰に挟まれちゃうよ！

腱板に損傷がある場合、肩関節外転初期で、上腕骨頭と肩峰が衝突し、腱板に疼痛が発生する。	ところが、肩関節外転後期では肩関節の外旋・上腕骨頭の下方すべりにより、腱板と肩峰の衝突が回避され疼痛が消失する。
腱板の肥厚　疼痛発生	疼痛消失

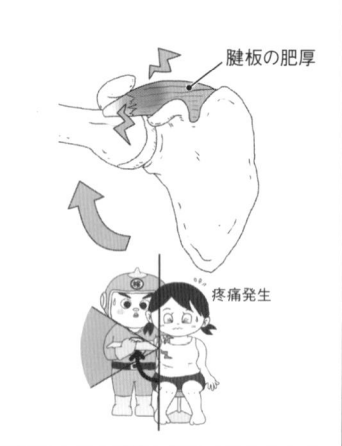

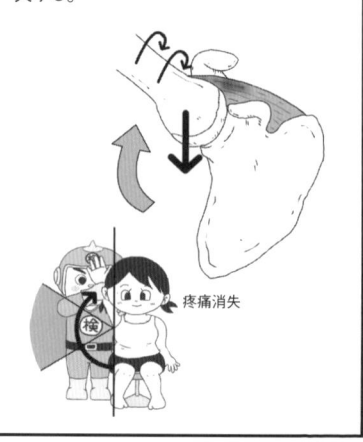

■ ダウバーン徴候

1. 患者の背後にまわる。

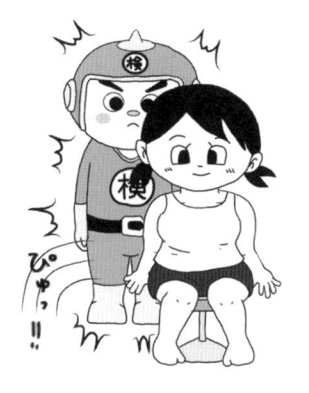

2. 検者は患者の肩峰の下部に指をあて、圧痛があることを確認する。

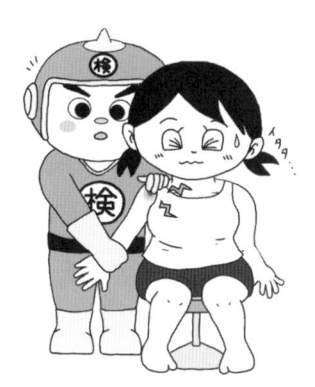

3. そのまま、肩関節を外転させる。肩関節外転90°以上で圧痛が消失した場合、陽性とする。

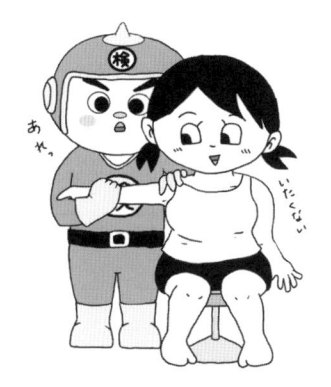

本 検査陽性で疑われること

肩峰下滑液包炎など

ダウバーン徴候のメカニズム

肩峰下滑液包に炎症がある場合、その部位を圧迫すると疼痛が発生する。

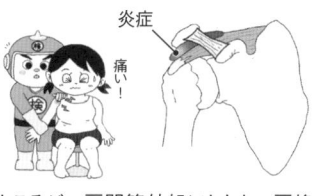

ところが、肩関節外転にともない肩峰下滑液包は体表から触知できなくなり、圧痛が消える。

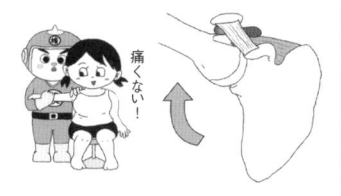

■ ドロップアームテスト

1. 検者は患者の肩関節90°外転位にする。

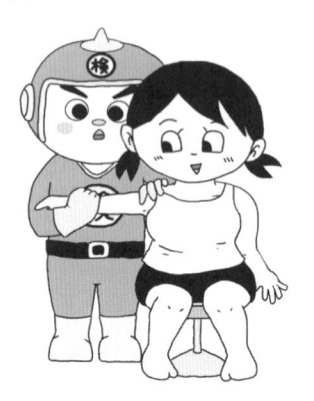

2. 検者は手を離し、患者に腕をゆっくり下ろすよう指示する。

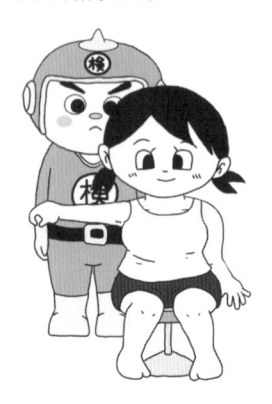

3. このとき、腕をゆっくり下ろせず、急に落下してしまう場合、陽性とする。

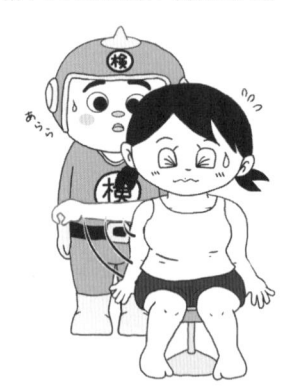

ドロップアームテストのメカニズム

棘上筋は肩関節を外転させ、上腕骨頭を安定させる働きがある。棘上筋が損傷していると、肩関節外転動作における上腕骨の安定性が失われ、腕が落下してしまう。

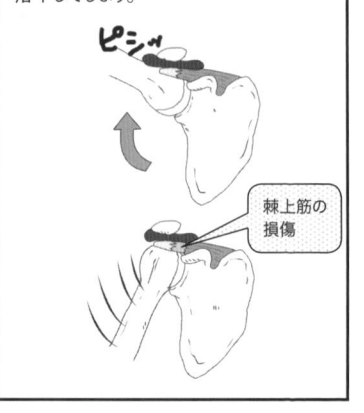

検査陽性で疑われること

腱板（棘上筋）の断裂など

第2章:肩部の検査

■ インピンジメント徴候

1. 検者は患者の後方に立ち、患側の肩甲骨を片手で固定する。

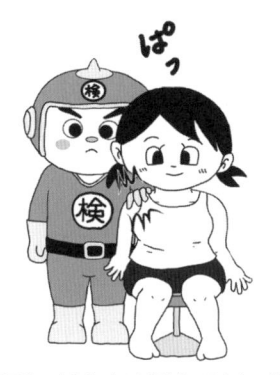

※肩甲骨の上角を、上から押さえつけるイメージ

2. 検者はもう一方の手で内旋位にした肩関節を、屈曲させてゆく。

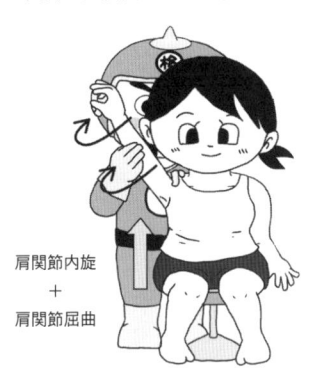

肩関節内旋
＋
肩関節屈曲

3. このとき、クリック音や疼痛が誘発された場合、陽性とする。

インピンジメント徴候のメカニズム

肩甲骨を固定した状態で、肩関節を内旋し、さらに屈曲(前方挙上)すると、肩峰と上腕骨頭との衝突現象(インピンジメント)が他動的に再現される。

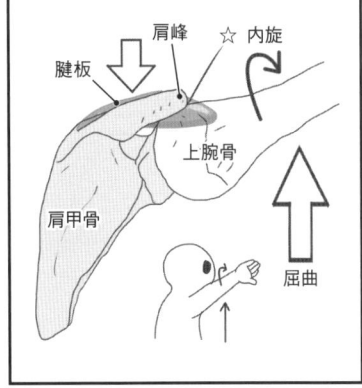

肩峰
腱板
上腕骨
肩甲骨
☆ 内旋
屈曲

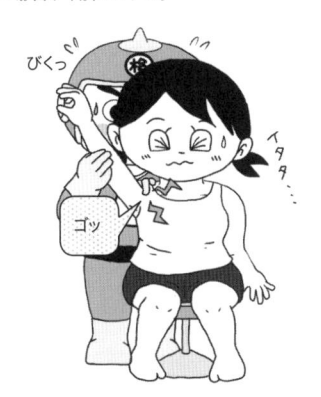

検査陽性で疑われること

腱板炎・腱板断裂(腱板損傷)など

43

5. 肩関節不安定性の検査法

■ アプリヘンションテスト（前方）

1. 患者の背後にまわる。

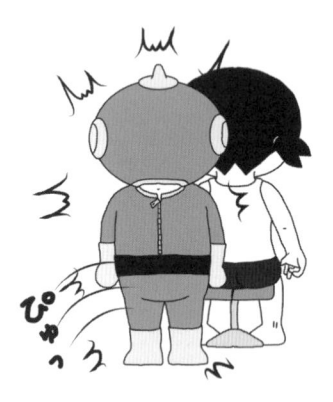

2. 検者は患側の手首を持ち、肩関節90°外転、90°外旋、肘関節90°屈曲位に保持する。

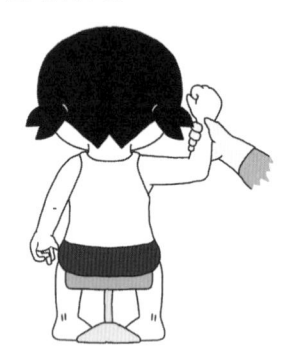

3. 検者はもう一方の手で患側の上腕骨頭部を後方から前方に押す。

4. このとき、患者が肩関節の痛みや、肩が外れる感じを訴えた場合、陽性とする。

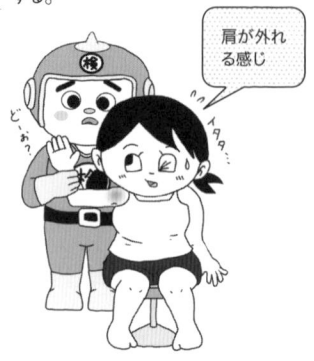

> 肩が外れる感じ

本 検査陽性で疑われること

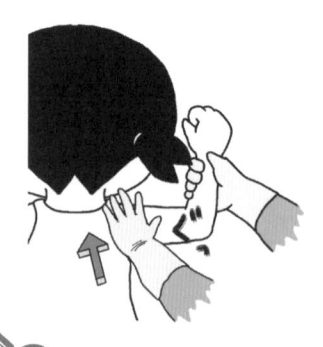

肩関節の前方不安定性など

第2章：肩部の検査

■ アプリヘンションテスト（後方）

1. 患者を背臥位にし、検者は患側のベッドサイドにまわる。

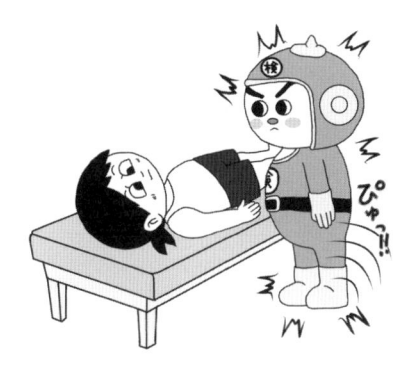

2. 患者は、肩関節90°屈曲・内旋位におき、肘関節を屈曲する。

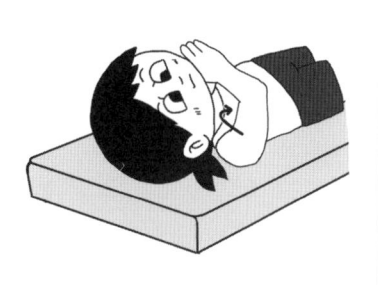

3. 検者は片手で肩関節、もう一方の手で肘関節をつかむ。

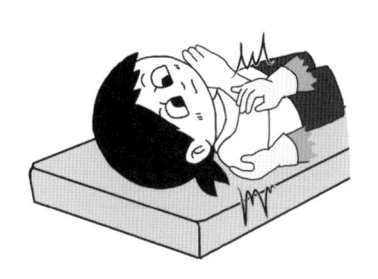

4. 検者は患者の肘関節をベッドに対して垂直方向に圧迫する。このとき、患者が肩関節の痛みや、肩が外れる感じを訴えた場合、陽性とする。

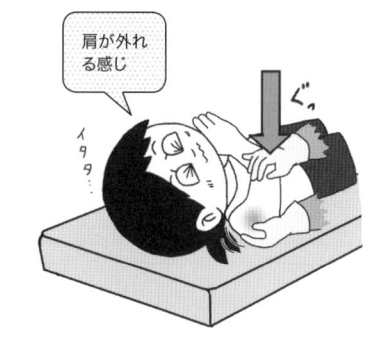

検査陽性で疑われること

肩関節の後方不安定性など

第3章
CHAPTER 03

上肢の検査

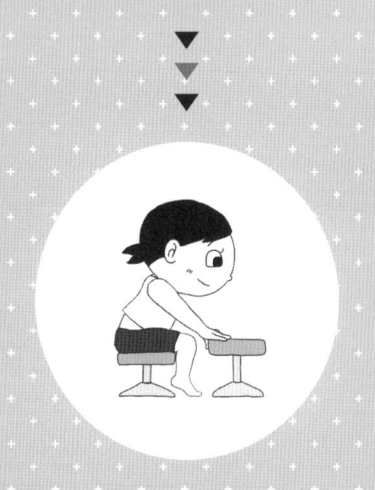

1 上肢の解剖と異常

上腕骨外側上顆には前腕伸筋群が付着している。

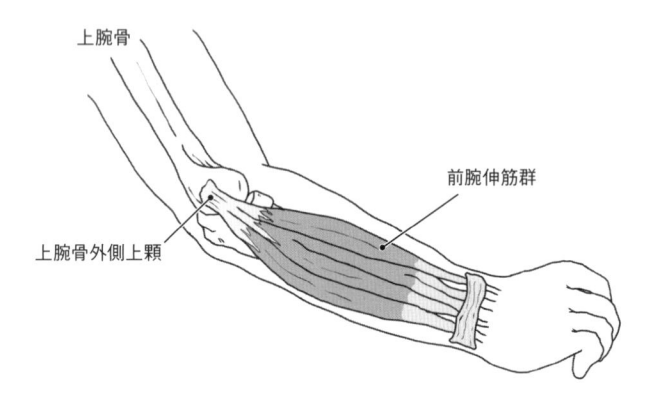

そのため前腕伸筋群を酷使するような運動、例えば、テニスのバックハンドストロークを繰り返した場合に、上腕骨外側上顆部に炎症が発生することがある。

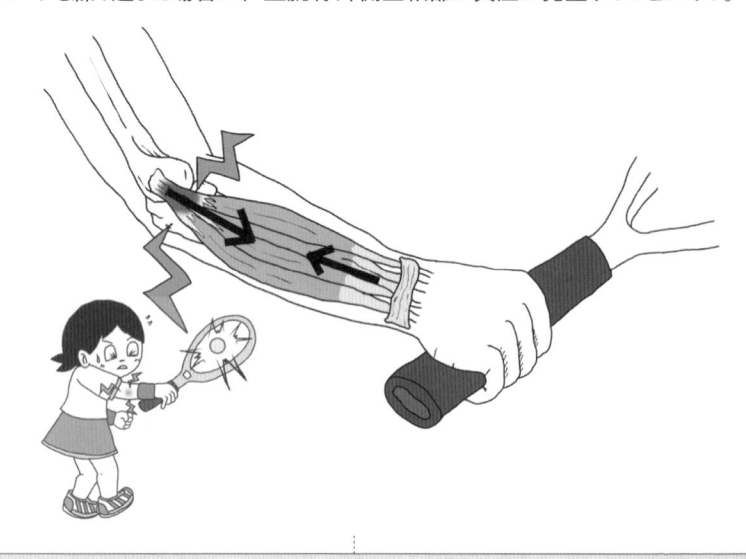

2 上腕骨外側上顆炎の検査法

■ トムゼンテスト

1. 検者は患者と向かい合う。

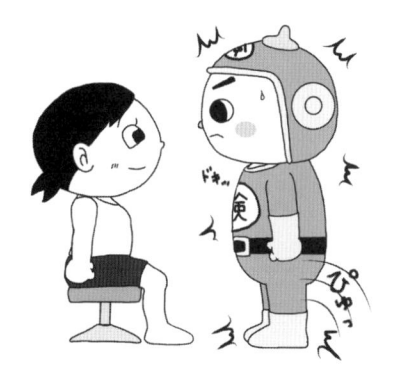

2. 検者は患側の手の甲を上から把握し、患者の上肢を挙上する。

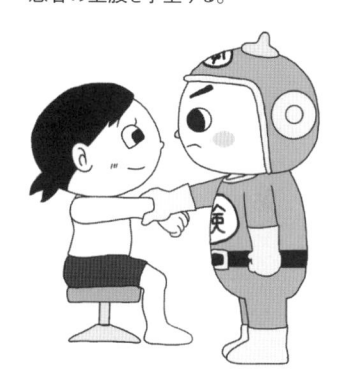

3. 患者は手関節を背屈させ、検者はこれに抵抗する。

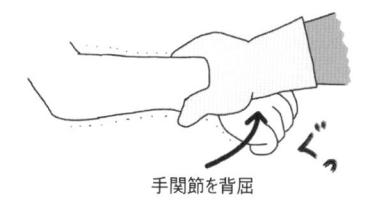

手関節を背屈

4. このとき、上腕骨外側上顆部に疼痛が発生した場合、陽性とする。

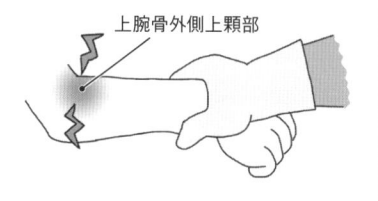

上腕骨外側上顆部

本 検査陽性で疑われること

上腕骨外側上顆炎など

トムゼンテストのメカニズム

手関節背屈に対し抵抗を加えると、前腕伸筋群の付着部である上腕骨外側上顆部にストレスがかかる。上腕骨外側上顆部に炎症があると、本検査により疼痛が発生する。

■ チェアーテスト

1. 検者は椅子を用意する。

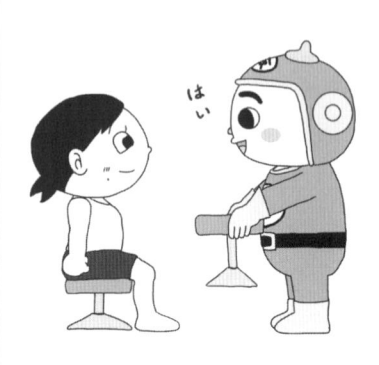

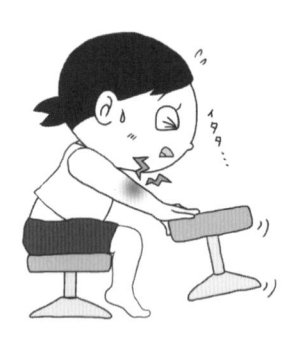

2. 患者は、患側の肘関節伸展、前腕回内位で椅子を把握する。

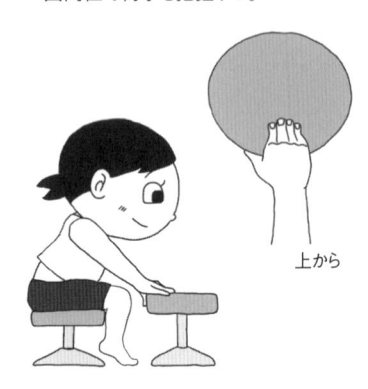

上から

3. 患者は椅子を持ち上げる。このとき、上腕骨外側上顆部に疼痛が発生した場合、陽性とする。

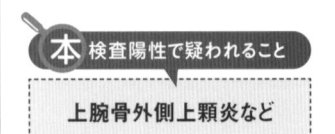

チェアーテストのメカニズム

肘関節伸展、前腕回内位のとき、上腕骨外側上顆に起始する橈側手根伸筋は引き伸ばされる。

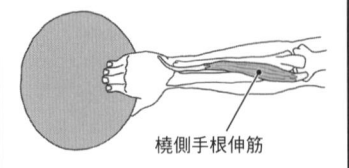

橈側手根伸筋

この肢位で物をつかみ上げると、橈側手根伸筋はさらに引き伸ばされ、上腕骨外側上顆部に炎症がある場合、疼痛が発生する。

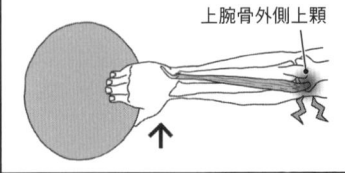

上腕骨外側上顆

検査陽性で疑われること

上腕骨外側上顆炎など

第3章：上肢の検査

■ 中指伸展テスト

1. 検者は患者の患側にまわる。患者は患側の前腕を回内、手関節を背屈位にする。

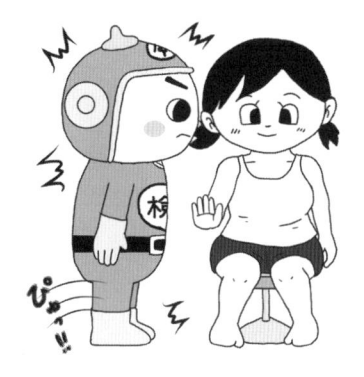

2. 患者はこの肢位のまま、中指を伸展し、検者はこれに抵抗を加える。

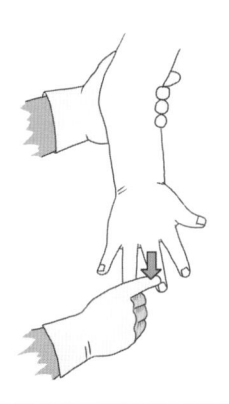

3. このとき、上腕骨外側上顆部に疼痛が発生した場合、陽性とする。

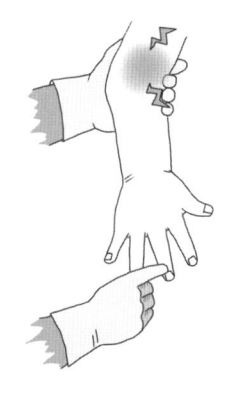

中指伸展テストのメカニズム

前腕の伸筋である短橈側手根伸筋は上腕骨外側上顆に起始し、第3中手骨底に停止する。上腕骨外側上顆炎の病態は、主に短橈側手根伸筋の骨付着部の損傷であるため、本検査により疼痛が再現される。

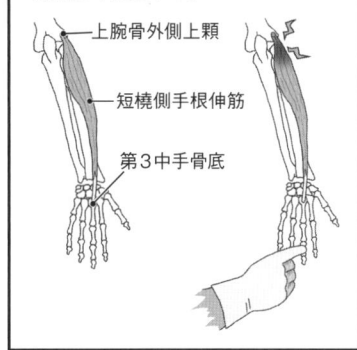

- 上腕骨外側上顆
- 短橈側手根伸筋
- 第3中手骨底

検査陽性で疑われること

上腕骨外側上顆炎など

3 手部の解剖と異常

〈伸筋腱腱鞘とドケルバン病〉

手の伸筋腱腱鞘の第1区画内には長母指外転筋腱と短母指伸筋腱が通る。手の使いすぎなどで、この部位に腱鞘炎が起こることがあり、これをドケルバン病という。

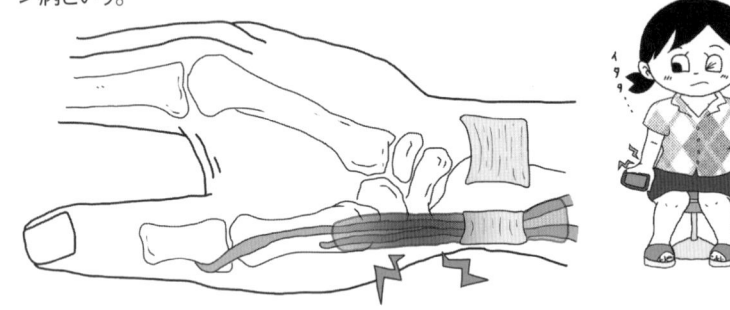

〈手根管と手根管症候群〉

手根骨と横手根靱帯がつくるトンネルを「手根管」といい、このトンネルの中を正中神経が走行している。骨折や骨の変形、関節リウマチ、手の使いすぎなどにより、正中神経が慢性的な圧迫を受け、痺れや疼痛、運動障害が起こることがあり、これを「手根管症候群」という。

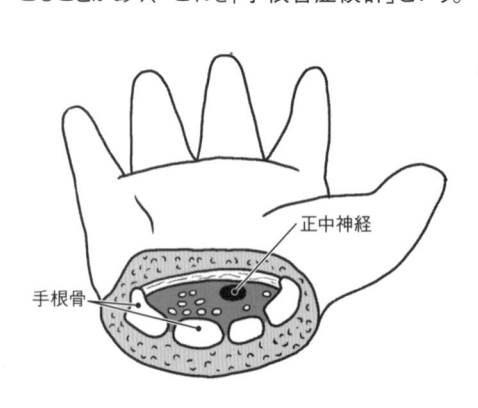

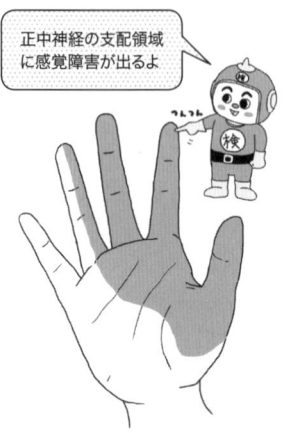

正中神経の支配領域に感覚障害が出るよ

〈尺骨神経〉

尺骨神経は腕神経叢に由来し、上肢の内側を走行する神経である。比較的、筋肉や骨などによる保護が少ないため外傷などで障害を受けやすい。

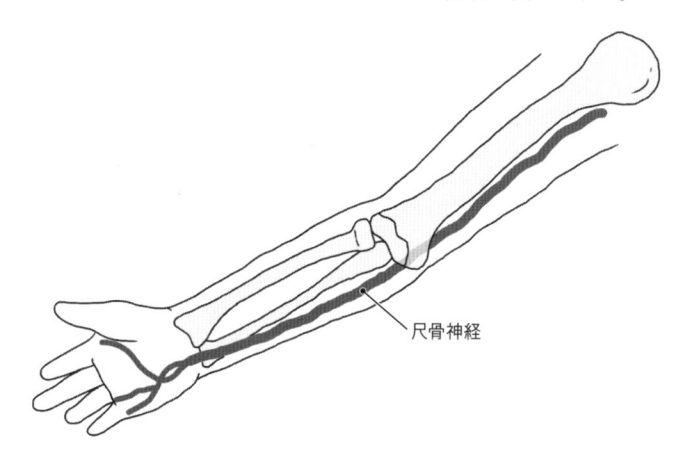

尺骨神経

〈尺骨神経麻痺〉

上腕骨の骨折や、絞扼性神経障害（肘部管症候群、ギヨン管症候群）などにより尺骨神経麻痺が発生する。小指球、骨間筋の萎縮、感覚異常などがみられる。

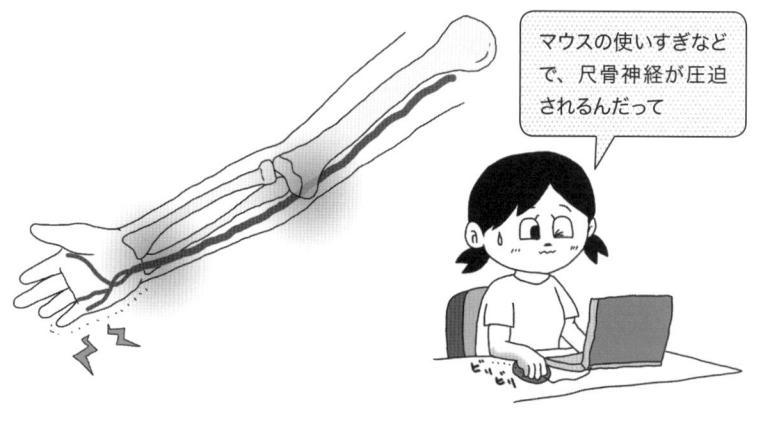

マウスの使いすぎなどで、尺骨神経が圧迫されるんだって

▶▶▶ 第3章：上肢の検査

4 ドケルバン病の検査法

■ アイヒホッフテスト
※従来はフィンケルスタインテストと呼ばれていた

1. 患者は患側の母指を握り込む。

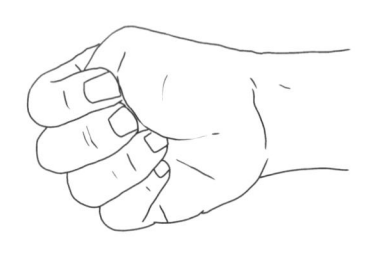

2. そのまま手関節を尺屈する。

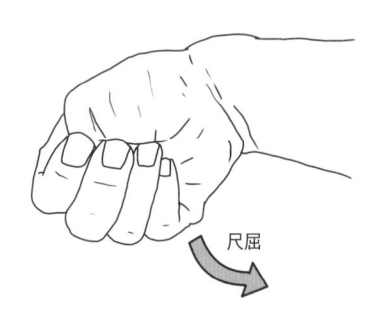

尺屈

3. このとき、手関節橈側に疼痛が発生した場合、陽性とする。

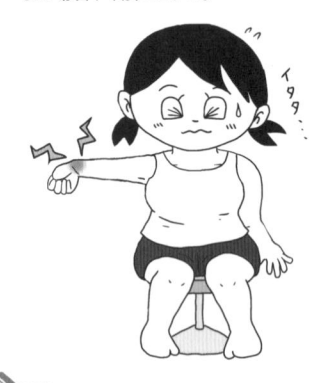

イタタ…

アイヒホッフテストのメカニズム

母指を握り込み、手関節を尺屈すると、長母指外転筋腱と短母指伸筋腱が強く緊張する。これらの腱鞘に炎症が起きていると、疼痛が発生する。

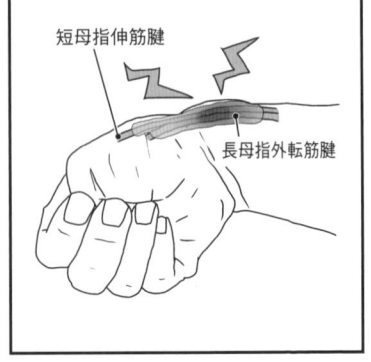

短母指伸筋腱

長母指外転筋腱

本 検査陽性で疑われること

ドケルバン病など

5 手根管症候群の検査法

■ ファーレンテスト

1. 患者は手関節を掌屈し、左右の手の甲を合わせ、1分間保持する。

2. このとき、手掌、指先の感覚異常や痺れが増強した場合、陽性とする。

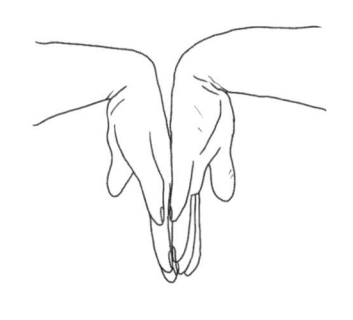

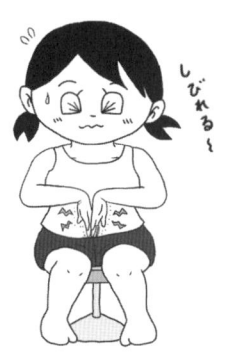

■ 逆ファーレンテスト

1. 患者は手関節を背屈し、左右の手掌を合わせ、1分間保持する。

2. このとき、手掌、指先の感覚異常や痺れが増強した場合、陽性とする。

本 検査陽性で疑われること

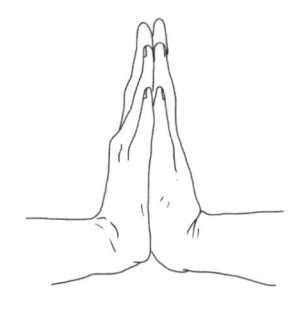

手根管症候群など

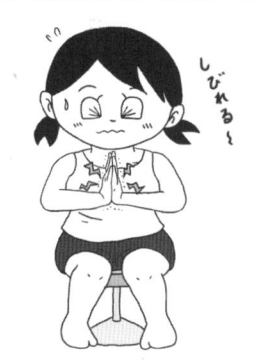

ファーレンテストのメカニズム

ファーレンテストの肢位をとることにより、手根管が狭小化、手根管内圧が上昇する。正中神経が手関節部で圧迫を受けている場合、神経症状がより顕著になる。

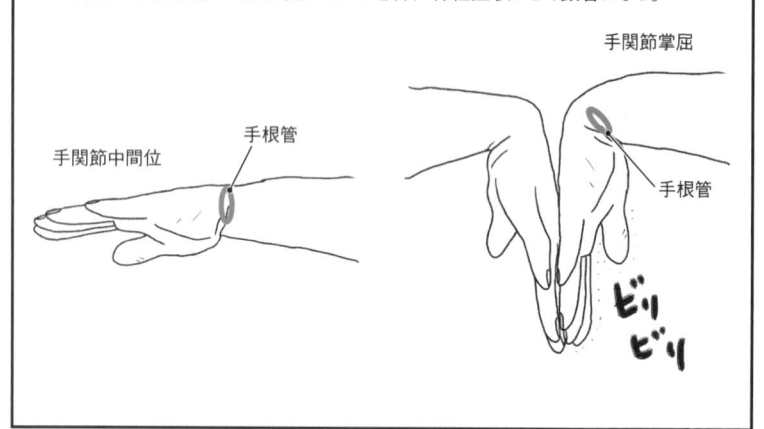

手関節中間位
手根管

手関節掌屈
手根管
ビリビリ

逆ファーレンテストのメカニズム

逆ファーレンテストの肢位をとることにより、正中神経が牽引される。正中神経が手関節部で圧迫を受けている場合、神経症状がより顕著になる。

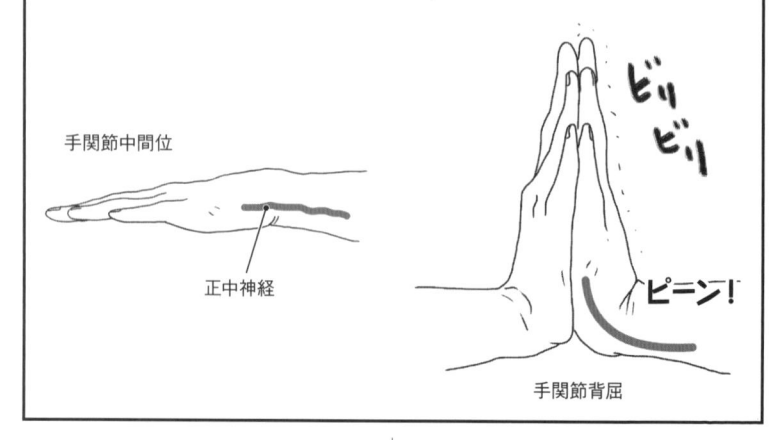

手関節中間位
正中神経

ビリビリ
ピーン！
手関節背屈

■ ティネル徴候

1. 検者は打腱器を用意する。

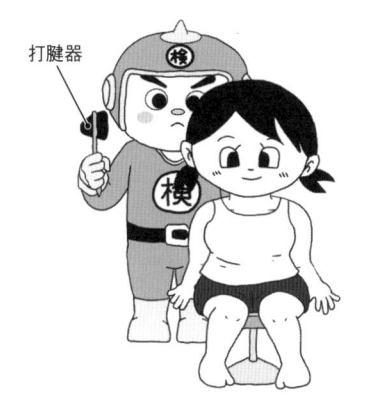

2. 検者は患者の手根管部を叩打する。

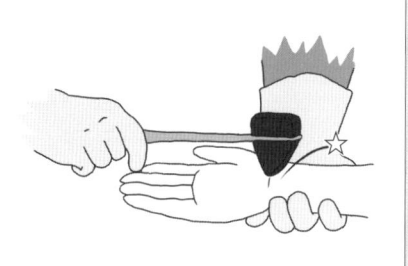

3. このとき、正中神経支配領域に疼痛あるいは放散痛がみられた場合、陽性とする。

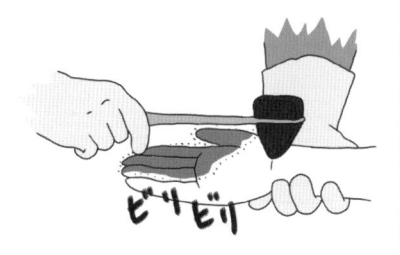

ティネル徴候のメカニズム

末梢神経が障害を受けているとき、神経の障害部位を叩打すると、その神経の支配領域に疼痛や放散痛が出現する。本検査はこれを応用している。

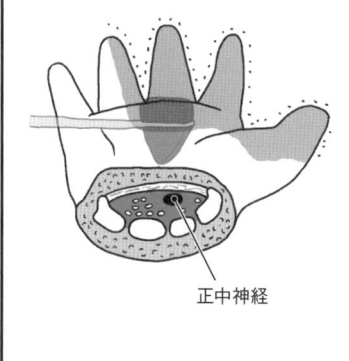

正中神経

本 検査陽性で疑われること

手根管症候群など

6. 尺骨神経麻痺のテスト法

■ フロマン徴候

1. 検者は患者に紙を渡す。

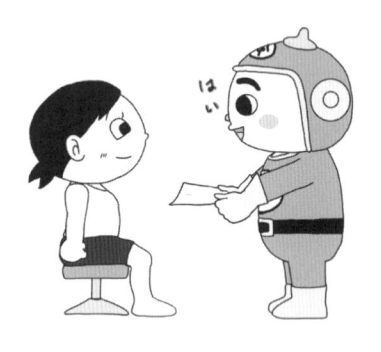

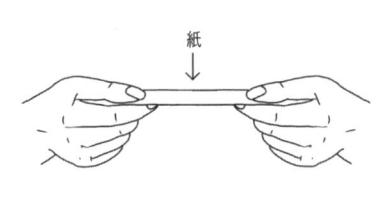

2. 患者に両手の母指と示指に紙を挟ませる。

3. その状態のまま、紙を左右に引っ張らせる。

4. このとき、母指の指節間関節（IP関節）が屈曲した場合、陽性とする。

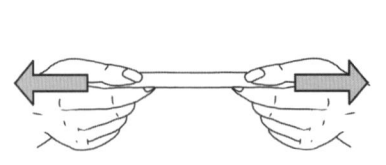

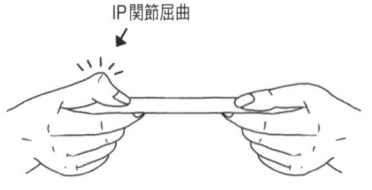

検査陽性で疑われること

尺骨神経麻痺など

第3章：上肢の検査

フロマン徴候のメカニズム

尺骨神経麻痺では、同神経の支配を受ける母指内転筋の筋力が低下する。そのため、尺骨神経麻痺の患者に、母指と示指で紙を挟むよう指示すると、母指内転筋の筋力低下を長母指屈筋が代償するために、母指のIP関節の屈曲が生じる。

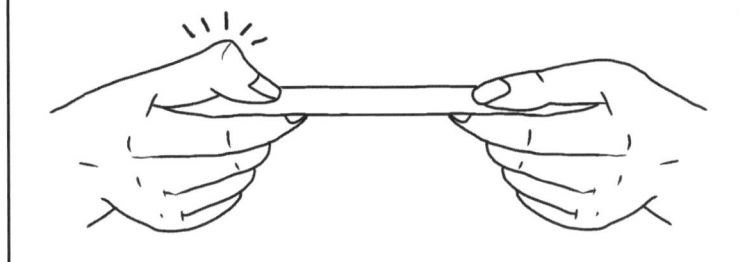

〈患側〉
母指内転筋（尺骨神経支配）の筋力低下を、長母指屈筋（正中神経支配）が代償。

〈健側〉
母指内転筋が正常に働き紙を挟んでいる。

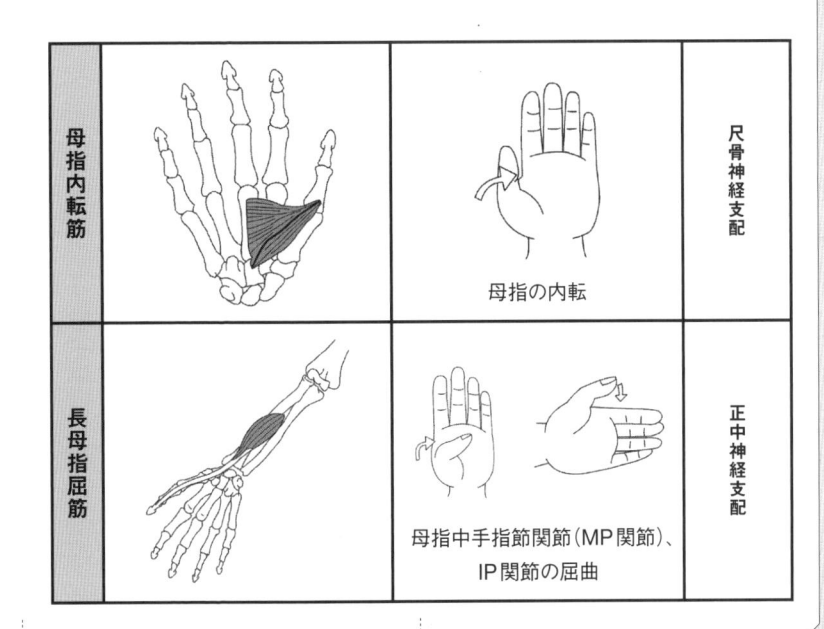

母指内転筋		母指の内転	尺骨神経支配
長母指屈筋		母指中手指節関節（MP関節）、IP関節の屈曲	正中神経支配

第 4 章
CHAPTER 04

腰部の検査

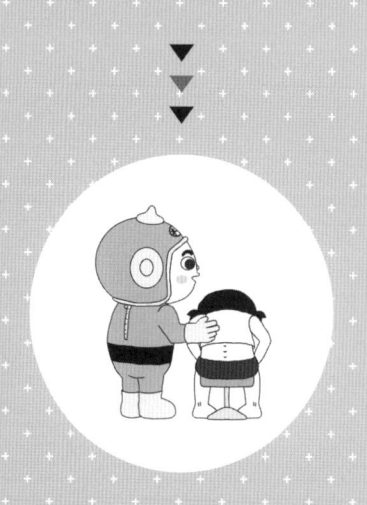

▶▶▶ 第4章：腰部の検査

1 腰椎の解剖と異常

腰髄から分枝した腰神経は椎間孔を通り脊柱管の外に出る。

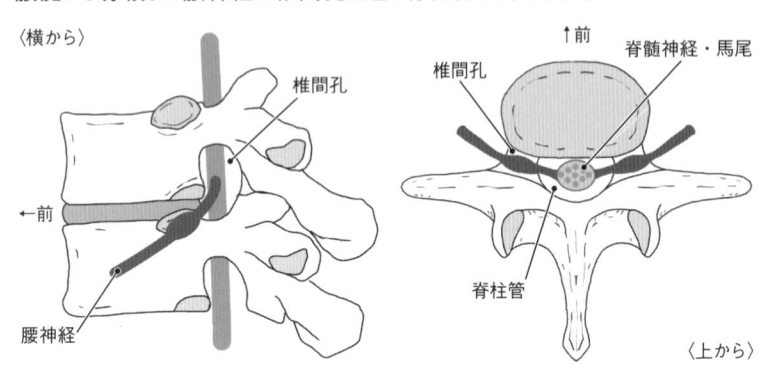

〈横から〉

椎間孔

←前

腰神経

↑前

椎間孔　脊髄神経・馬尾

脊柱管

〈上から〉

この際、椎間板ヘルニアや腰椎の退行変性などが原因で、神経根が圧迫され、下肢の「痺れ」「放散痛」「感覚異常」などが現れることがある。

椎間板ヘルニア

ヘルニア

脊柱管狭窄症

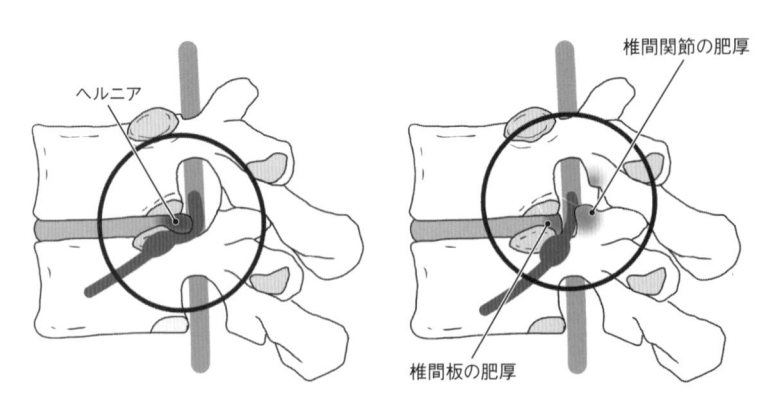

椎間関節の肥厚

椎間板の肥厚

2 腰椎疾患の検査法

■ 棘突起叩打テスト

1. 検者は打腱器を用意し、患者の背後にまわる。

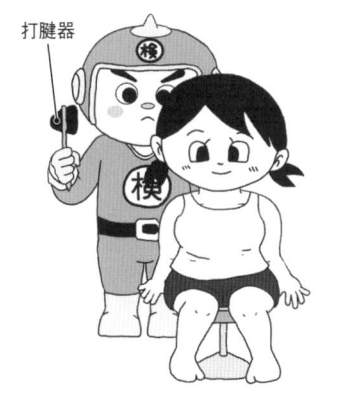

2. 患者に腰椎を軽度屈曲させる。

3. 検者は患者の各棘突起を打腱器で叩打する。

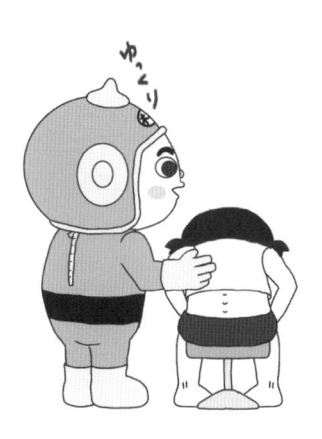

4. このとき、腰椎局所の疼痛、下肢への放散痛がある場合、陽性とする。

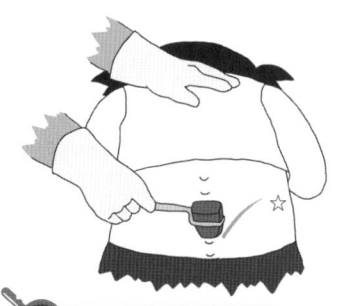

検査陽性で疑われること

局所の疼痛：腰椎の骨、靱帯の損傷など
下肢への放散痛：神経根症など

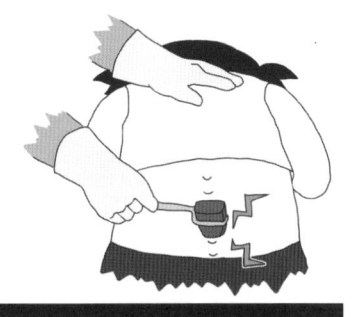

棘突起叩打テストのメカニズム

障害部位への物理的な刺激により、疼痛を再現する。

▶▶▶ 第4章：腰部の検査

■ 下肢伸展挙上テスト（SLRテスト）

1. 患者は背臥位。検者は検査する側のベッドサイドにまわる。

2. 検者は片手で膝、もう一方の手で足首をもち、患者の下肢を伸展させたまま挙上する。

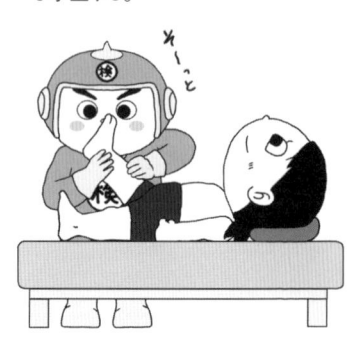

3. 下肢の挙上70°未満で下腿後面に坐骨神経に沿った疼痛が発生した場合、陽性とする。

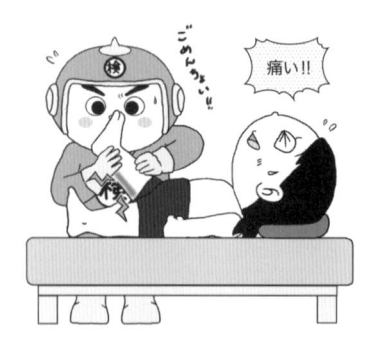

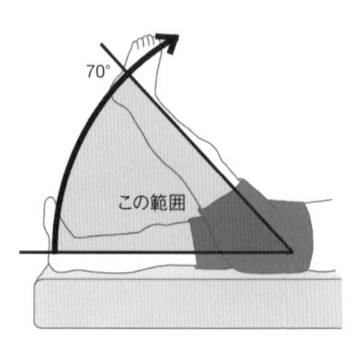

本 検査陽性で疑われること

L4-L5またはL5-S1椎間板ヘルニア、坐骨神経の障害など

下肢伸展挙上テスト（SLRテスト）のメカニズム

1. 坐骨神経は第4腰神経～第3仙骨神経に由来する人体最大の神経であり、大腿後面を垂直に下降する。

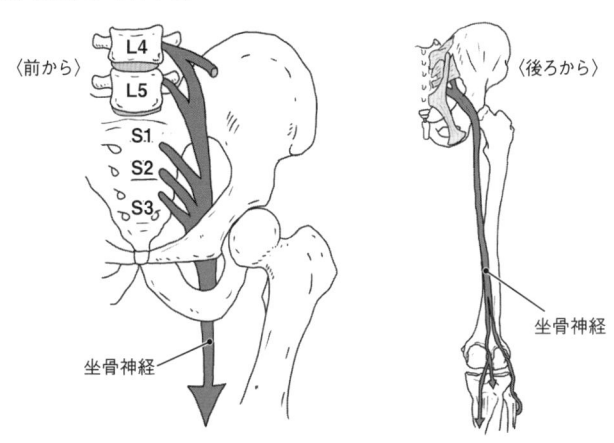

〈前から〉 〈後ろから〉

坐骨神経

2. 第4腰椎と第5腰椎の間や第5腰椎と仙骨の間に椎間板ヘルニアが存在していると、下肢伸展挙上により坐骨神経も伸展され、下肢痛が再現される。

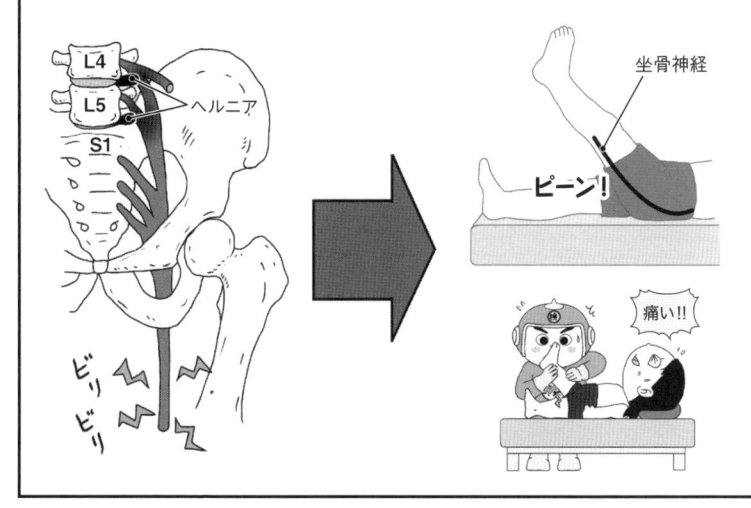

ヘルニア

坐骨神経

ピーン！

ビリビリ

痛い!!

■ ラセーグテスト

1. 患者は背臥位。検者は検査する側のベッドサイドにまわる。

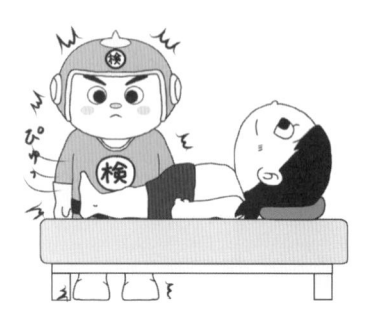

2. 検者は患者の膝関節と股関節を屈曲させる。

3. 最後に股関節を屈曲したまま、膝関節のみ伸展させる。股関節の伸展により、下腿後面に疼痛が発生したものを陽性とする。

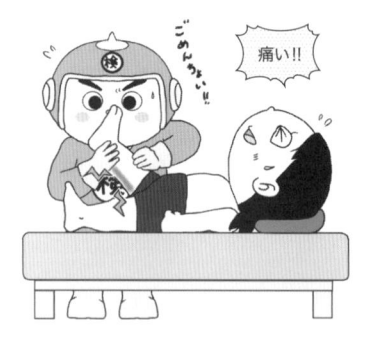

痛い!!

検査陽性で疑われること

L4-L5またはL5-S1椎間板ヘルニア、坐骨神経の障害など

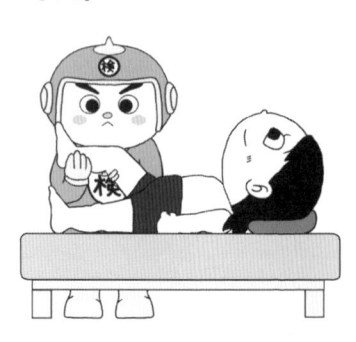

ラセーグテストのメカニズム

1. 股関節、膝関節の両方を屈曲した状態では坐骨神経は伸展による緊張は少ない。

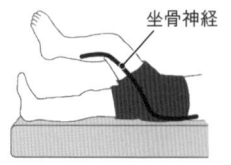

坐骨神経

2. この状態で、膝関節のみを伸展させると、坐骨神経が伸展し緊張する。もし、ヘルニアがあれば下腿後面に疼痛が発生する。

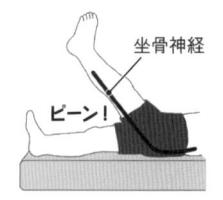

坐骨神経

ピーン!

第4章：腰部の検査

■ ガワース・ブラガード徴候 ※SLRテスト陽性時に行う

1. 疼痛が発生するまで、下肢を挙上する。

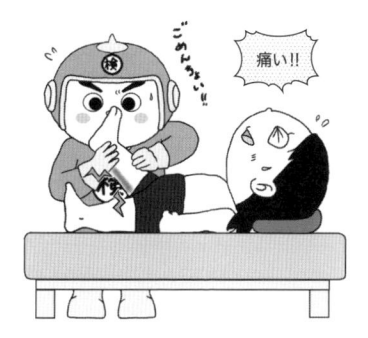

   痛い!!

2. そこから疼痛が消失するまで、わずかに下肢を下ろす。

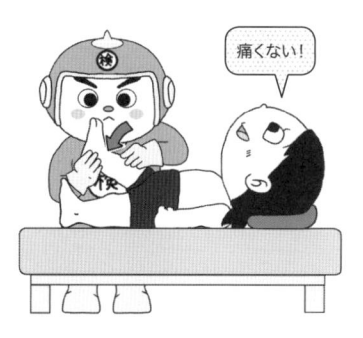

   痛くない!

3. その状態から、足関節を背屈する。このとき、疼痛が再現された場合、陽性とする。

   痛い!!

ガワース・ブラガード徴候のメカニズム

下肢の挙上や、足関節の背屈は坐骨神経を引き伸ばす。本テストは、手順の1で発生した疼痛が坐骨神経の牽引によるものかを確認するために行う。

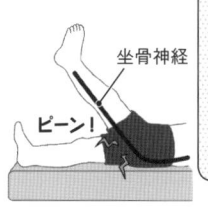

下肢の挙上、足関節の背屈、両方で痛みが出てるから、坐骨神経が引っ張られてることが原因だね！

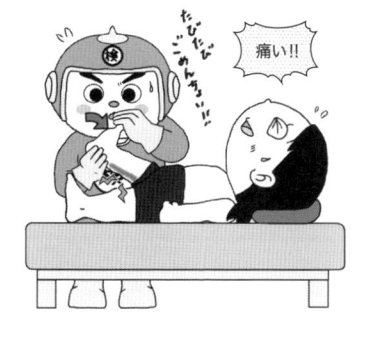

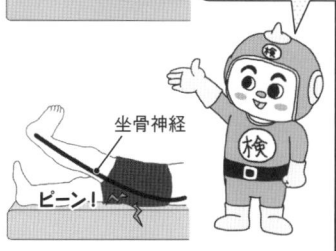

坐骨神経
ピーン！

坐骨神経
ピーン！

検査陽性で疑われること

坐骨神経の障害など

67

▶▶▶ 第4章：腰部の検査

■ ボンネットテスト（ボンネー徴候） ※SLRテスト陽性時に行う

1. 疼痛が発生するまで、下肢を挙上する。

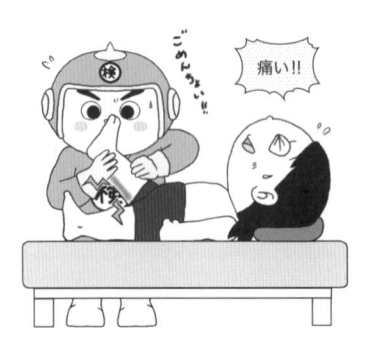

2. そこから疼痛が消失するまで、わずかに下肢を下ろす。

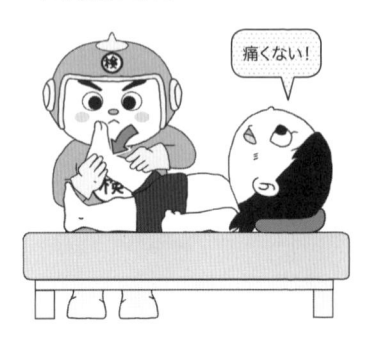

3. その状態*から、股関節を内旋・内転する。

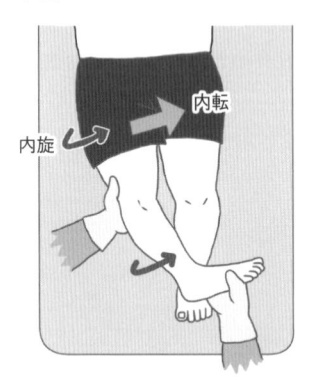

4. このとき、疼痛が再現された場合、陽性とする。

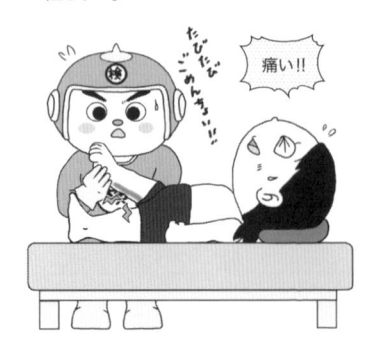

＊文献によっては、股関節・膝関節屈曲位で行うものもある。

本 検査陽性で疑われること

坐骨神経の障害など

ボンネットテストのメカニズム

本検査の肢位を取らせることにより、坐骨神経が骨盤から出てくる部位において、坐骨神経にストレスがかかる。

■ 上殿神経域圧迫テスト

1. 患者は腹臥位。検者は検査する側のベッドサイドにまわる。

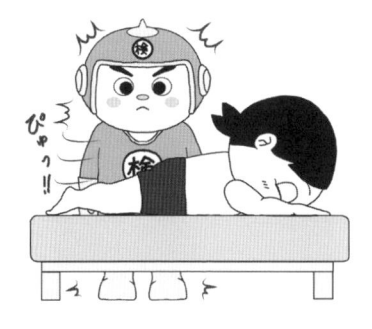

2. 患者の殿部を4等分し、外上方1/4の領域の中心部を指で圧する。

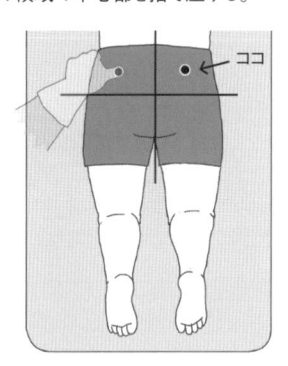

3. このとき、圧痛がある場合を陽性とする。

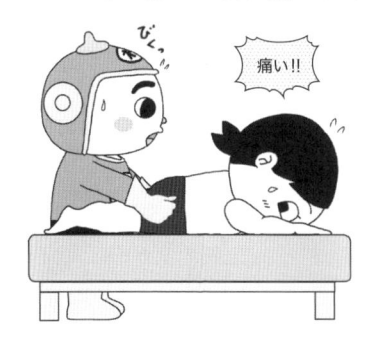

上殿神経域圧迫テストのメカニズム

1. 上殿神経は第4腰神経〜第1仙骨神経に由来し、梨状筋上孔から出て殿部深層を外側に向かう。

2. 第4腰椎と第5腰椎の間や第5腰椎と仙骨の間に椎間板ヘルニアが存在していると、殿部外上方1/4を圧すると痛みが生じる。

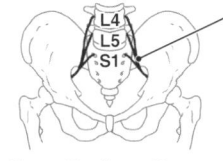

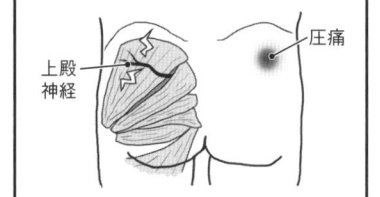

本 検査陽性で疑われること

L4-L5またはL5-S1椎間板ヘルニア、上殿神経の障害など

▶▶▶ 第4章：腰部の検査

■ 大腿神経伸展テスト（FNSテスト）

1. 患者は腹臥位。検者は検査する側の
   ベッドサイドにまわる。

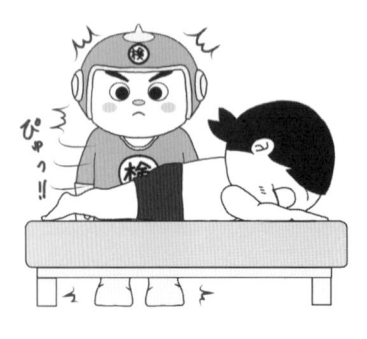

2. 検者は片手で患者の足首を持ち、膝
   関節をゆっくり屈曲させる。

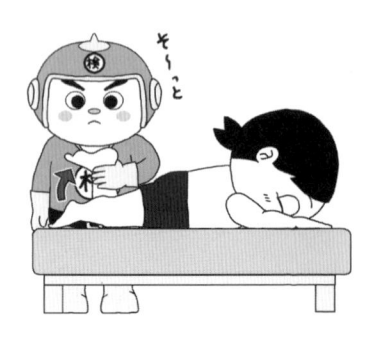

3. その状態のまま、検者はもう一方の手
   で患者の膝を持ち、股関節を伸展させ
   る。

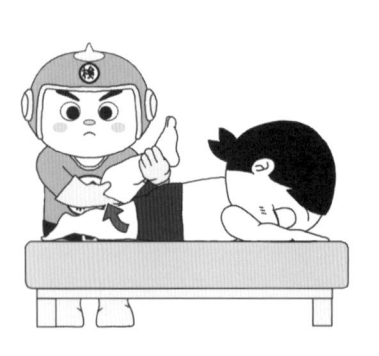

4. このとき、大腿前面に疼痛が発生した
   場合、陽性とする。

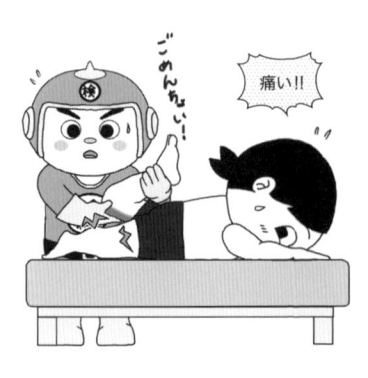

本 検査陽性で疑われること

L3-L4椎間板ヘルニアを始めとした上位腰椎椎間板ヘルニアなど

第4章：腰部の検査

大腿神経伸展テスト（FNSテスト）のメカニズム

1. 大腿神経は第2腰神経〜第4腰神経に由来する腰神経叢の最大の枝である。大腿神経の分かれた前皮枝は大腿部前面から内側面に分布する。

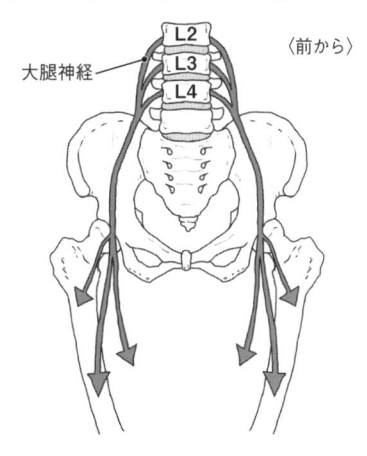

〈前から〉

大腿神経

2. 第3腰椎と第4腰椎の間など、上位腰椎に椎間板ヘルニアが存在していると、股関節の伸展挙上により大腿神経が伸展され、大腿部前面に大腿神経に沿った痛みが再現される。

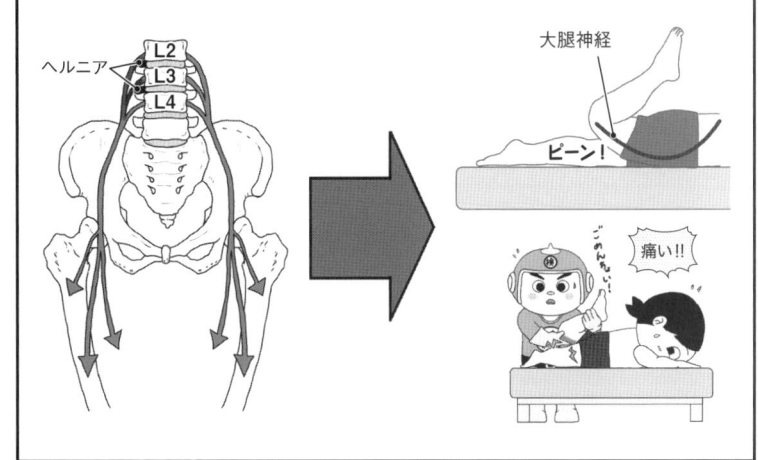

ヘルニア

大腿神経

ピーン！

痛い!!

▶▶▶ 第4章：腰部の検査

■ ケンプテスト

1. 患者の背後にまわる。

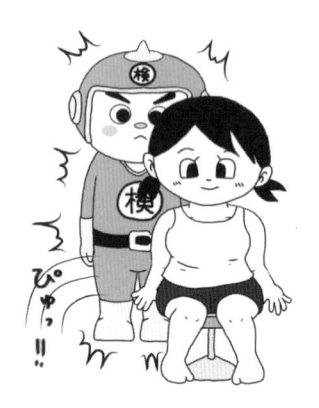

2. 患者は腕を組み、検者は片手で患者の骨盤外側を固定、もう一方の手で肩をつかむ。

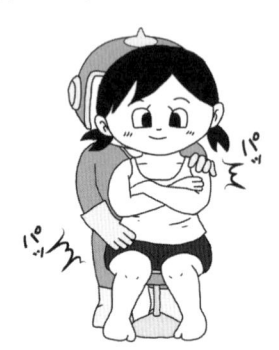

3. その状態で、検者は患者の患側の体幹を斜め後方に倒す。このとき、下肢に疼痛が発生した場合、陽性とする。

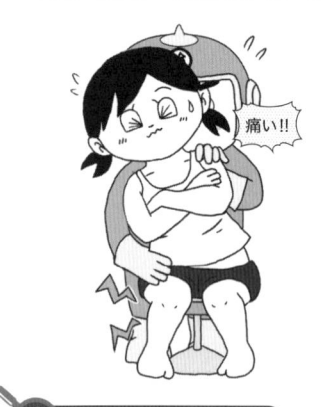

痛い!!

本 検査陽性で疑われること

腰部の神経根症など

ケンプテストのメカニズム

腰椎にヘルニアや椎間孔の狭小化などの異常があると、椎間関節にストレスがかかることにより、神経根が圧迫され、疼痛が再現される。

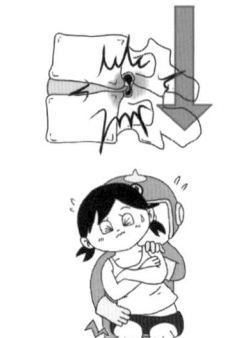

第4章：腰部の検査

■ 腱反射

1. 膝蓋腱反射	患者に脚を組ませ、検者は膝蓋腱を打腱器で叩打する。 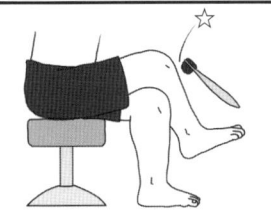	**反射減弱**：L2～L4神経根の病変 **反射消失**：大腿神経の障害 **反射亢進**：上位運動ニューロンの障害
2. 内側ハムストリング反射	患者は腹臥位、膝関節を軽度屈曲する。検者は患者の内側ハムストリングの腱に母指をあて、打腱器で叩打する。 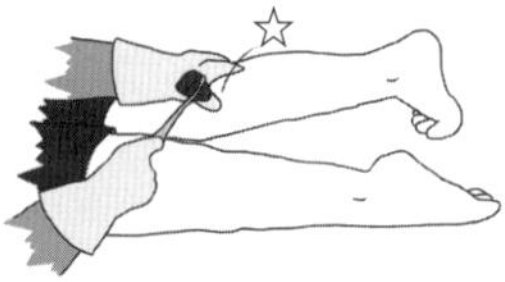	**反射減弱**：L4～S2神経根の病変 **反射消失**：坐骨神経の障害 **反射亢進**：上位運動ニューロンの障害
3. アキレス腱反射	患者をベッドに膝立ちさせ、検者はアキレス腱を打腱器で叩打する。 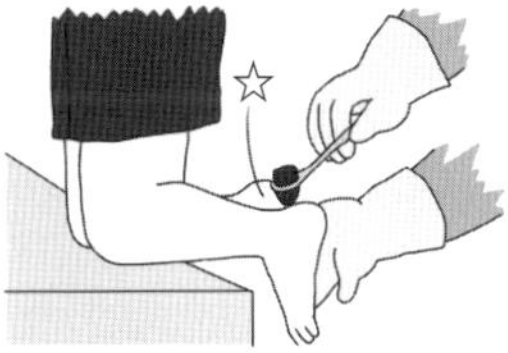	**反射減弱**：L5～S2神経根の病変 **反射消失**：脛骨神経の障害 **反射亢進**：上位運動ニューロンの障害

腱反射のメカニズム

①腱を打腱器で叩くことにより、筋が伸張する。筋が伸張された情報はIa群線維により、脊髄に伝えられる。

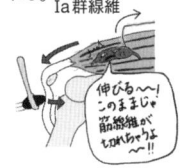

②脊髄において、Ia群線維がα運動ニューロンにシナプスを介して情報を伝達し、これを興奮させる。

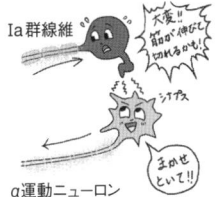

③その結果、筋は収縮する。もし、神経に障害があると、腱反射に異常が生じる。

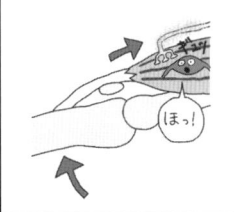

▶▶▶ 第4章：腰部の検査

■ 知覚テスト

神経根の障害では、髄節が支配する皮膚領域に知覚の異常が生じる。

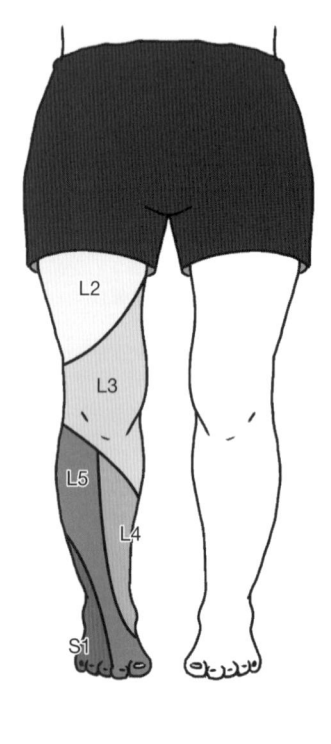

〈前面〉

〈後面〉

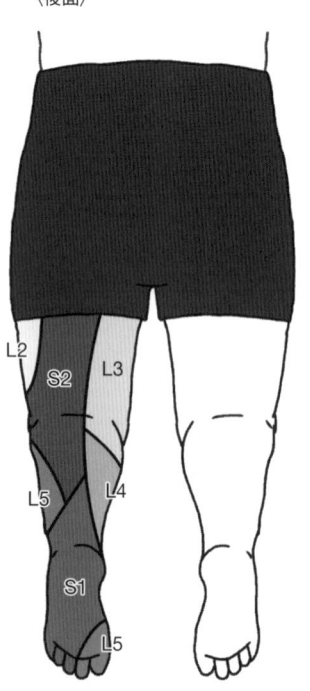

※ 実際の髄節が支配する皮膚領域は明瞭に分かれてはおらず、また個人差もあるので、イラストはあくまで目安として考えること。

■ 徒手筋力検査(MMT)

筋力の低下は、神経根の障害を示唆する。

1. 腸腰筋
(L1～L4：腰神経叢、大腿神経支配)

患者は股関節屈曲。検者はこれに抵抗する。この際の筋力を評価する。

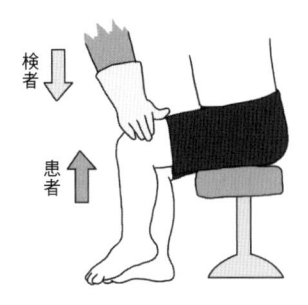

2. 大腿四頭筋(L2～L4：大腿神経支配)

患者は膝関節軽度屈曲位から伸展。検者はこれに抵抗する。この際の筋力を評価する。

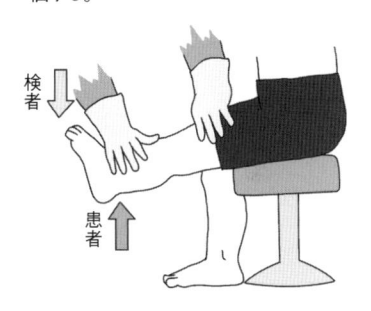

3. 前脛骨筋(L4～S1：深腓骨神経支配)

患者は足関節背屈。検者はこれに抵抗する。この際の筋力を評価する。

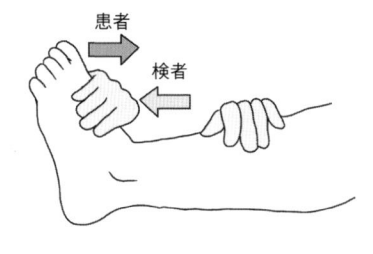

4. 長母趾伸筋(L4～S1：深腓骨神経支配)

患者は母趾を伸展。検者はこれに抵抗する。この際の筋力を評価する。

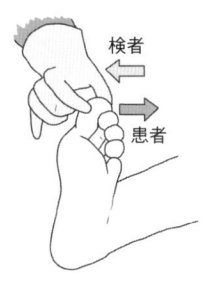

MMTの評価
5(Normal)：強い徒手抵抗に抗して運動できる。
4(Good)：中等度～強度の徒手抵抗、重力に抗して運動できる。
3(Fair)：重力に抗して運動できるが、徒手抵抗には抗して運動できない。
2(Poor)：重力を除去できる肢位からであれば、筋の収縮により運動ができる。
1(Trace)：筋収縮は確認できるが、関節運動は起こらない。
0(Zero)：筋収縮・関節運動がまったく確認できない。

第 5 章
CHAPTER 05

骨盤周囲の検査

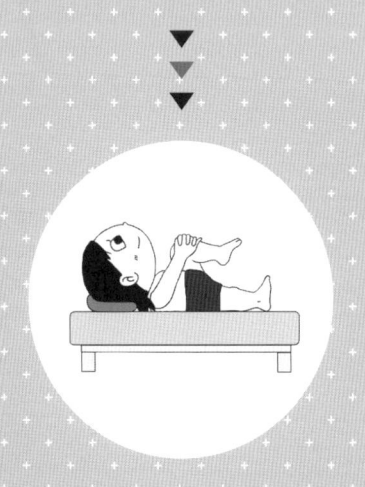

1 梨状筋・仙腸関節の解剖と異常

1. 梨状筋

梨状筋は骨盤帯に付着し、股関節の外旋に働く筋肉である。梨状筋の下(梨状筋下孔)に坐骨神経が走行する。

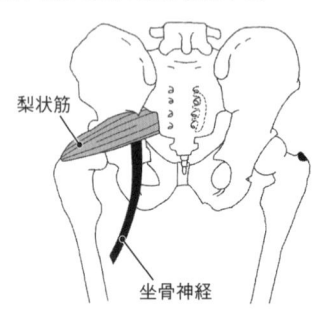

梨状筋下孔部で坐骨神経が絞扼され、坐骨神経に沿った疼痛が発生する病態を「梨状筋症候群」という。

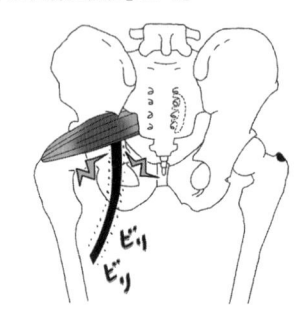

2. 仙腸関節

仙腸関節は、仙骨耳状面と腸骨耳状面でつくられる関節であり、周囲の靱帯により強固に連結されている。

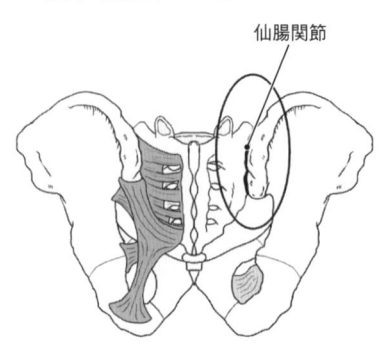

仙腸関節部で物理的なストレスが慢性的にかかったりすると、炎症が発生することがあり、これを「仙腸関節炎」という。

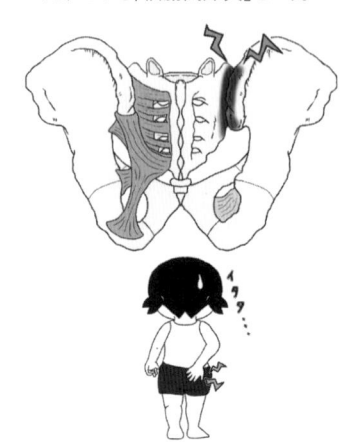

第5章：骨盤周囲の検査

2 梨状筋症候群の検査法

■ Kボンネットテスト

1. 患者は背臥位。検者は検査する側のベッドサイドにまわる。

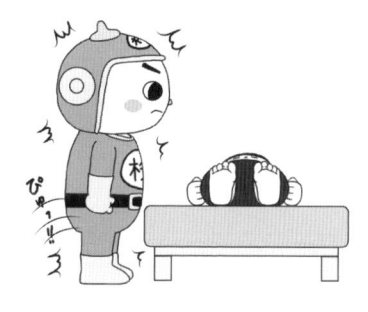

2. 検者は患者の股関節・膝関節を屈曲させ、足関節を逆側下肢の外側に移動させる。

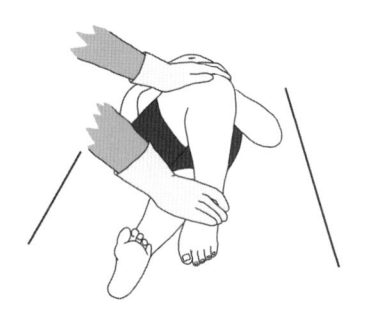

3. この状態のまま、股関節を内転する方向に圧迫する。このとき、坐骨神経の走行に沿った疼痛が発生した場合、陽性とする。

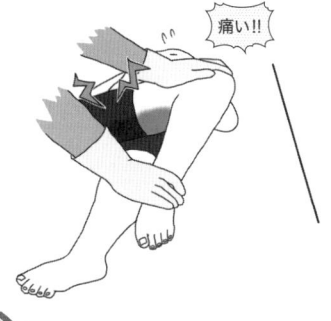

痛い!!

検査陽性で疑われること

梨状筋症候群など

Kボンネットテストのメカニズム

本検査を行うことで、梨状筋は牽引され梨状筋下孔を通過する坐骨神経にストレスがかかる。

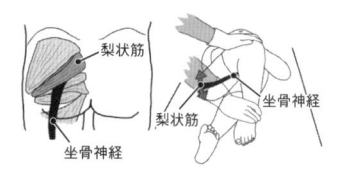

梨状筋
坐骨神経
梨状筋
坐骨神経

梨状筋部での坐骨神経の絞扼がある場合、本検査で疼痛が再現される。

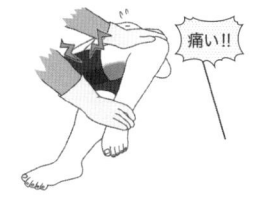

痛い!!

▶▶▶ 第5章：骨盤周囲の検査

3 仙腸関節炎の検査法

■ ニュートンテスト

1. 患者は腹臥位。検者はベッドサイドにまわる。

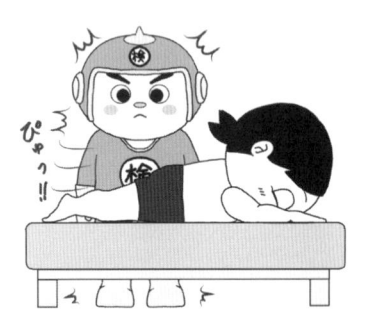

2. 検者は患者の仙骨部に両手をあてる。

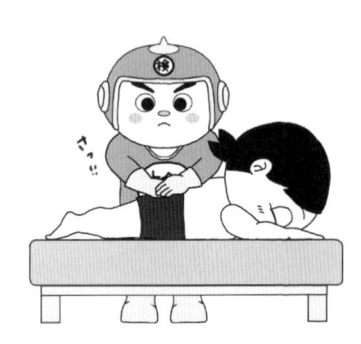

3. そのまま真下に圧迫する。このとき、仙骨部や仙腸関節に疼痛が発生した場合、陽性とする。

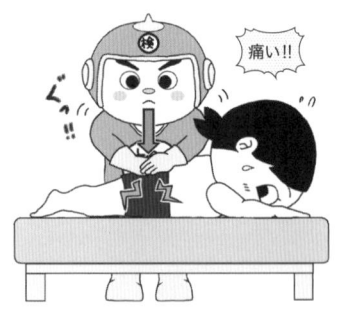

痛い!!

※最初から強く圧迫せず、様子をみながら徐々に圧迫する。

本 検査陽性で疑われること

仙腸関節の疾患など

ニュートンテストのメカニズム

本検査によって、仙腸関節に物理的な刺激が加わる。

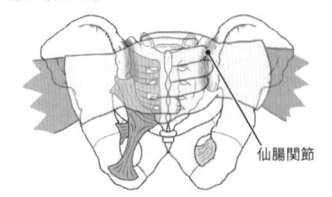

仙腸関節

もし、仙腸関節に障害があれば、疼痛が誘発される。

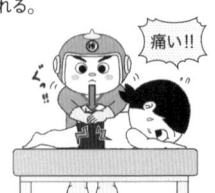

痛い!!

4 股関節の解剖と異常

股関節は、大腿骨の大腿骨頭と寛骨の寛骨臼がつくる球関節(臼状関節)である。

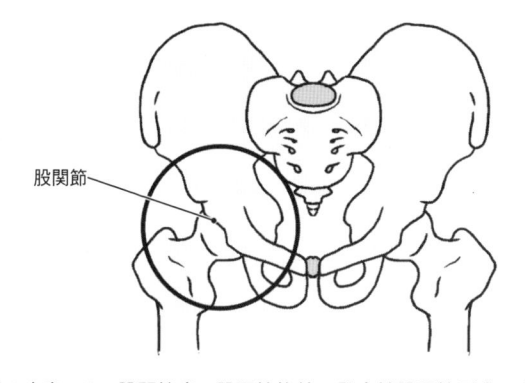

股関節

股関節の疾患には、股関節炎、股関節拘縮、発育性股関節形成不全などがある。

1.股関節拘縮	2.発育性股関節形成不全
〈正常な股関節〉 〈股関節拘縮〉 大腰筋の緊張などで股関節の屈曲拘縮が起こる。	臼蓋形成不全、出生後の環境因子により起こる、股関節の形成不全、股関節脱臼を含めた病態の総称。 左右の脚長差、歩行の異常がみられる。

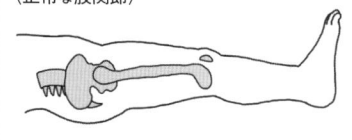

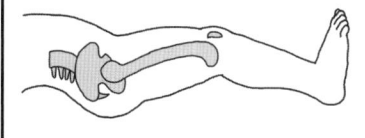

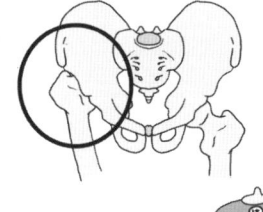

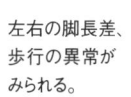

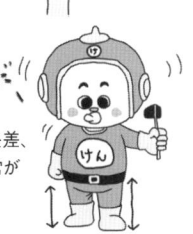

5 股関節疾患の検査法

■ パトリックテスト

1. 患者は背臥位。検者は検査する側のベッドサイドにまわる。

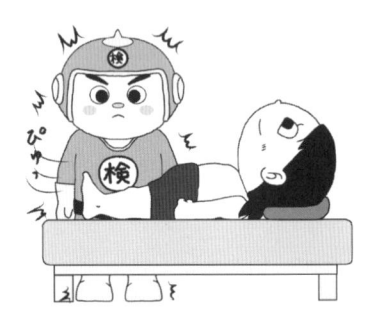

2. 検者は患者の膝関節を屈曲、股関節を外旋させ、「4の字」の肢位をとらせる。

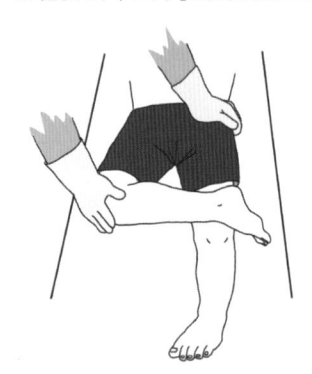

3. 片手で骨盤を保持しながら、もう一方の手で膝を徐々に真下に圧迫する。このとき、股関節部に疼痛が発生した場合、陽性とする。

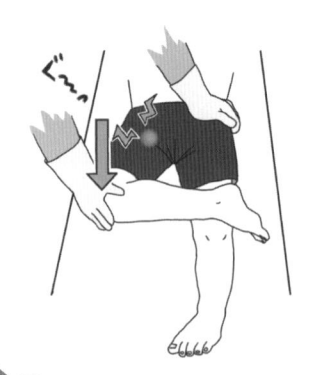

本 検査陽性で疑われること

股関節炎、股関節内の滑膜炎など

パトリックテストのメカニズム

本検査によって、股関節内で大腿骨頭に物理的な刺激が加わる。
もし、股関節に障害があれば、疼痛が誘発される。

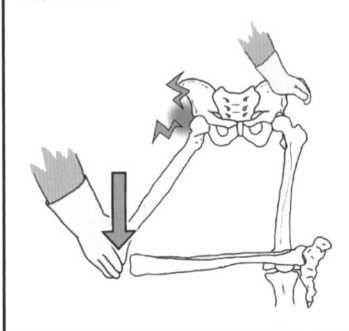

第5章：骨盤周囲の検査

■ トーマステスト

1. 患者に一側の膝を胸に抱き抱えさせるように、股関節を最大屈曲させる。

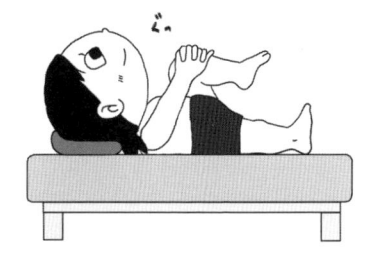

2. このとき、逆側の下肢がベッドから浮いた場合、陽性とする。

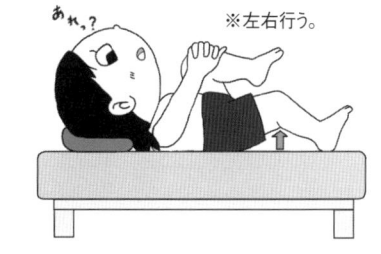

※左右行う。

本 検査陽性で疑われること

下肢が浮いた側の股関節拘縮など

トーマステストのメカニズム

股関節の拘縮があっても、背臥位では腰椎の前弯が増強するため、見かけ上、股関節の拘縮は認めない。

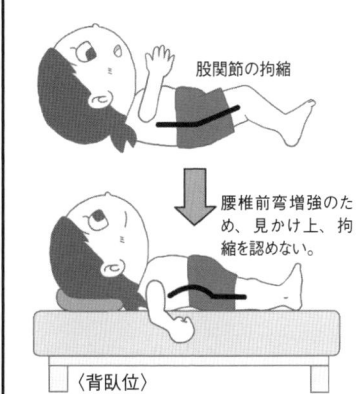

股関節の拘縮

腰椎前弯増強のため、見かけ上、拘縮を認めない。

〈背臥位〉

本検査を行うことにより、腰椎の前弯増強が除かれる。その結果、本来の股関節拘縮が認められ、下肢がベッドから離れる。

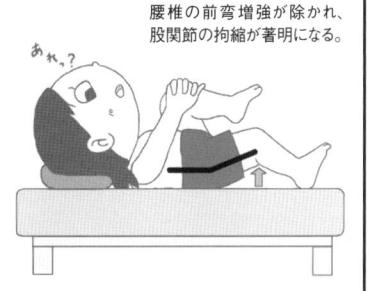

腰椎の前弯増強が除かれ、股関節の拘縮が著明になる。

▶▶▶ 第5章：骨盤周囲の検査

■ アリス徴候

1. 患者はベッドで背臥位になる。

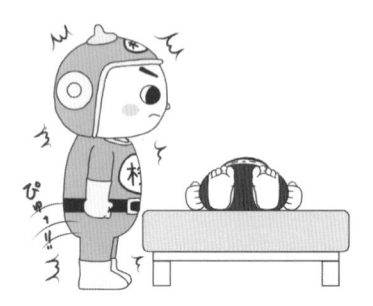

2. 患者はベッドに両膝を立てる。このとき、両膝の高さが異なる場合、陽性とする。

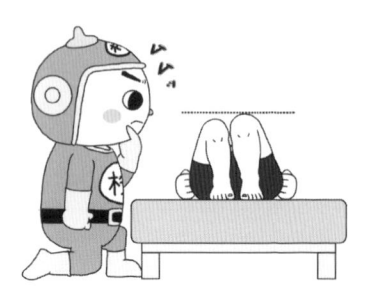

検査陽性で疑われること

発育性股関節形成不全など

アリス徴候のメカニズム

発育性股関節形成不全では、大腿骨頭が後方に移動する。そのため、本検査で患側下肢は見かけ上、短く見える。

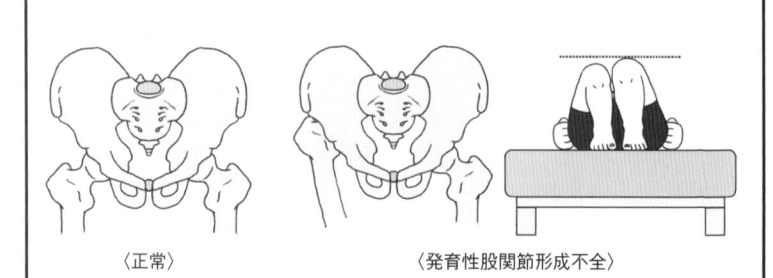

〈正常〉　　　　　　　　〈発育性股関節形成不全〉

第5章:骨盤周囲の検査

6 中殿筋障害の検査法

■ トレンデレンブルグ徴候

1. 患者は立位。検者は患者の転倒に備えて、患者のすぐ横に立つ。

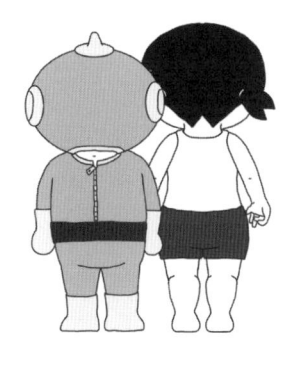

2. 患者は患側の足を軸足にし、健側の足をゆっくり持ち上げる。

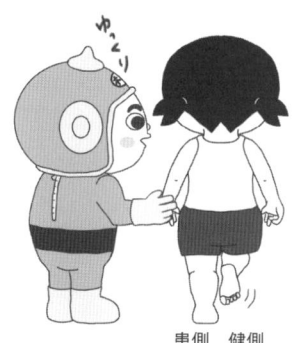

患側　健側

3. このとき、健側の骨盤が下がった場合、陽性とする。

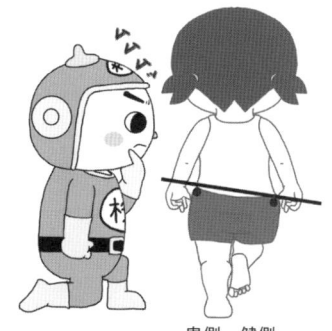

患側　健側

検査陽性で疑われること

中殿筋の機能低下・麻痺など

トレンデレンブルグ徴候のメカニズム

中殿筋は立位姿勢保持に働く。中殿筋の機能低下・麻痺があると、片足立ちをしたときに、骨盤を水平に保持できない。その結果、骨盤は健側に傾く。

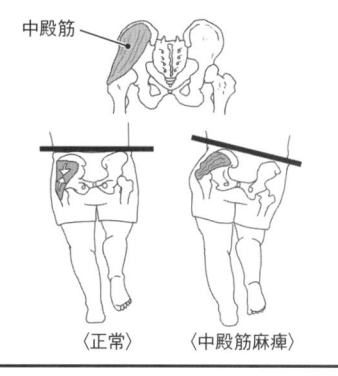

中殿筋

〈正常〉　〈中殿筋麻痺〉

85

第6章
CHAPTER 06

下肢の検査

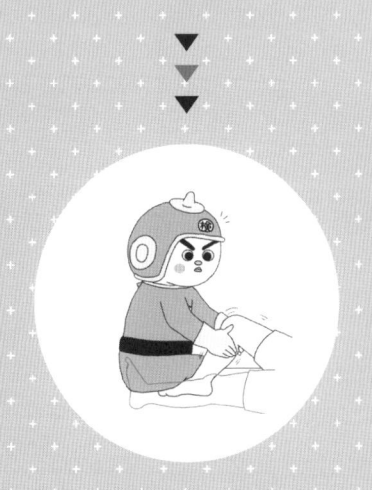

1 膝関節の解剖と異常

膝関節は、大腿骨内側顆・外側顆と脛骨内側顆・外側顆がつくる顆状関節（機能的には蝶番関節）である。

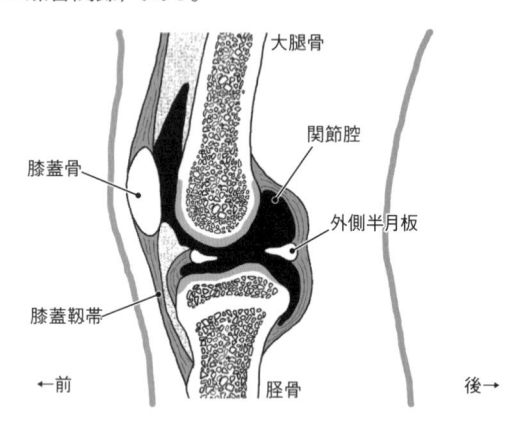

膝関節に存在する靱帯や半月板などは膝関節の安定性をもたらしている。

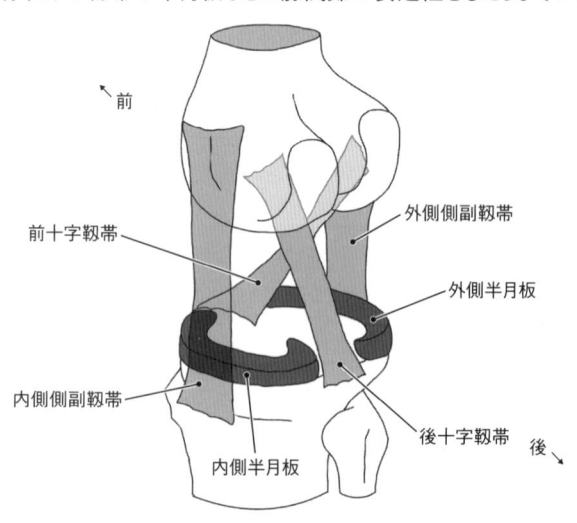

〈前十字靱帯損傷〉

バスケットボールやフットサルなどで急激な方向転換、疾走からの急激な減速などで発生することがある。

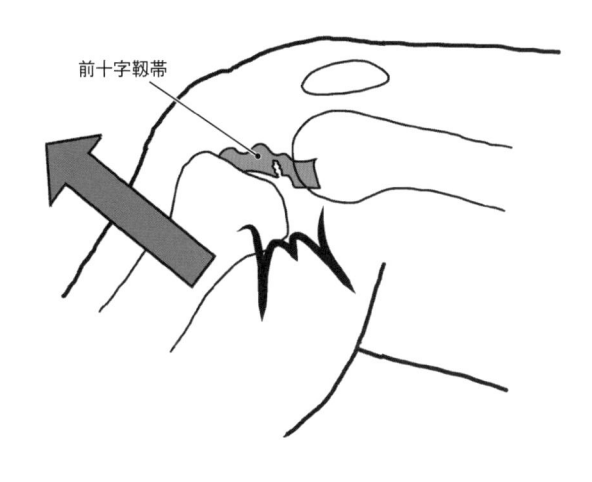

前十字靱帯

〈後十字靱帯損傷〉

膝関節屈曲位のまま落下し、下腿前面を強打したときなどに発生することがある。

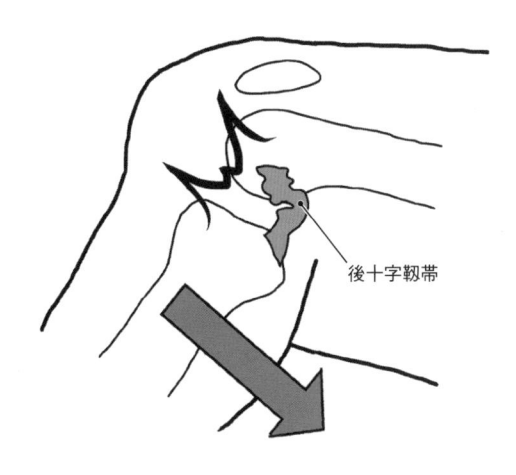

後十字靱帯

〈半月板損傷〉

スポーツなどで膝関節に強い回旋ストレスが加わると発生することがある。

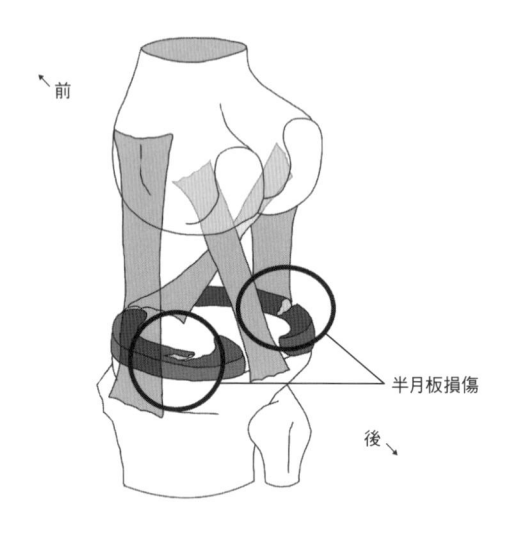

↖前

半月板損傷

後↘

〈関節水腫〉

変形性膝関節症などで、関節腔に関節液が増加することがあり、これを「関節水腫」という。

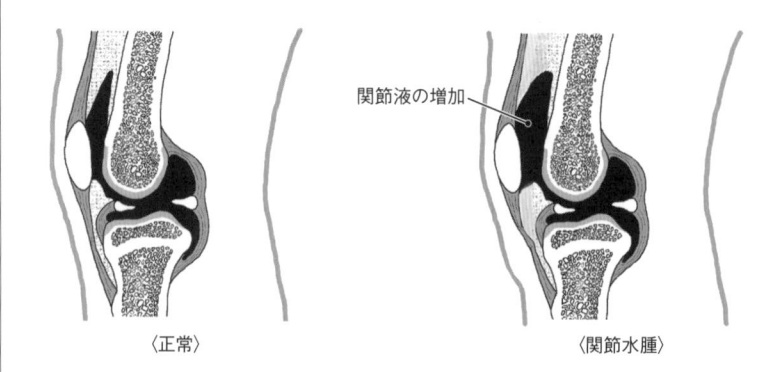

関節液の増加

〈正常〉　　　　　　　　　　　〈関節水腫〉

2 前十字靱帯損傷の検査法

■ 前方引き出しテスト

1. 患者は背臥位。検者は検査する側のベッドサイドにまわる。

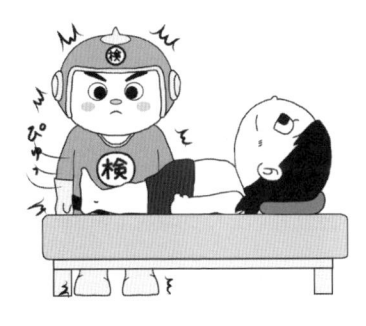

2. 患者に股関節45°屈曲位、膝関節90°屈曲位をとらせる。検者は患者の足の上（検査する側）に座る。

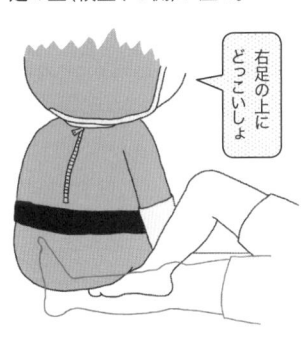

   「右足の上にどっこいしょ」

3. 検者は患者の下腿近位部をつかみ、脛骨を前方に牽引する。

4. このとき、脛骨が5〜6mm以上前方に滑った場合、陽性とする。

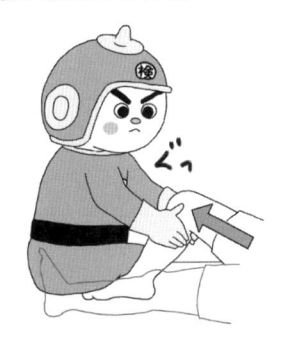

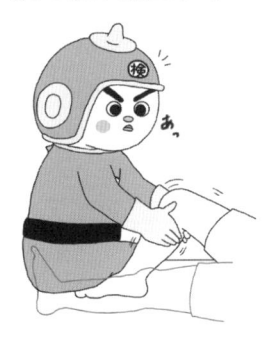

> **本** 検査陽性で疑われること
>
> 前十字靱帯の損傷など

▶▶▶ 第6章：下肢の検査

■ ラックマンテスト

1. 患者は背臥位。検者は検査する側のベッドサイドにまわる。

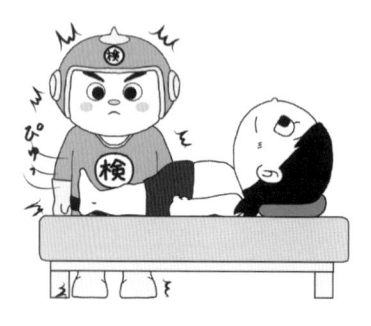

2. 患者の膝関節を30°屈曲位にし、片手で大腿部、もう一方の手で脛骨近位部をつかむ。

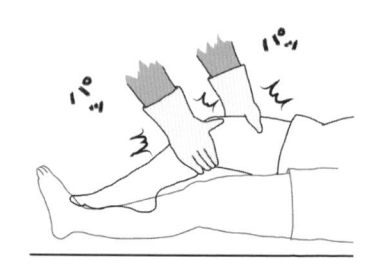

3. その状態で、脛骨を前方に牽引する。

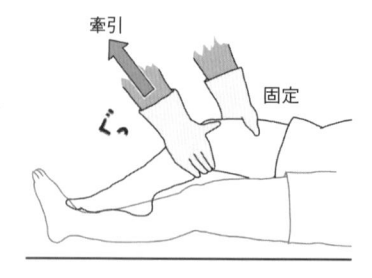

4. このとき、脛骨が前方に滑った場合、陽性とする。

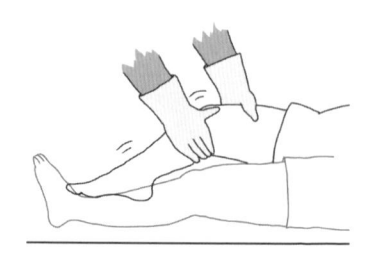

検査陽性で疑われること

前十字靱帯の損傷など

※本検査は、前十字靱帯の損傷の検査として前方引き出しテストよりも有用とされる。

前方引き出しテスト、ラックマンテストのメカニズム

前十字靱帯は脛骨が前方へ滑ることを制限している。このため、前十字靱帯に障害があると、本検査で脛骨が前方へ滑る。

正常な前十字靱帯

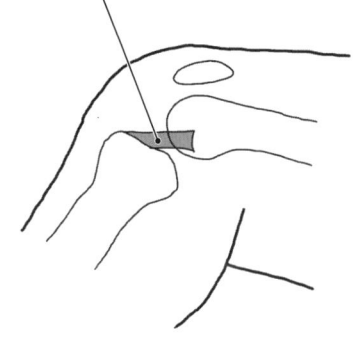

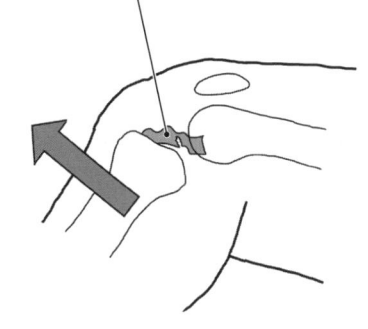

損傷した前十字靱帯

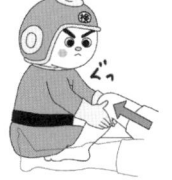

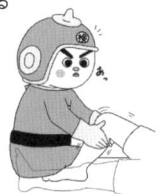

脛骨が滑る

▶▶▶ 第6章：下肢の検査

3. 後十字靱帯損傷の検査法

■ サギングテスト

1. 患者は背臥位。検者は検査する側のベッドサイドにまわる。

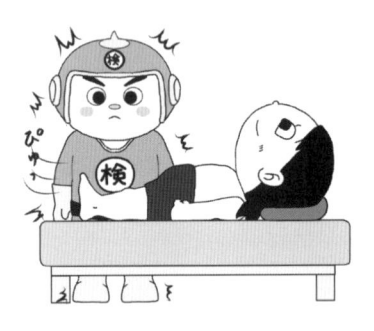

2. 患者の膝関節を90°屈曲位にし、大腿四頭筋が弛緩した状態にする。

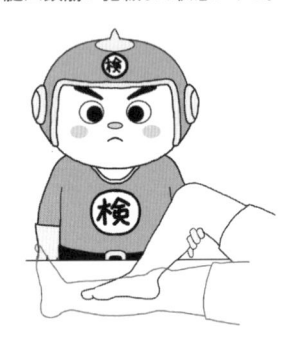

3. このとき、脛骨が自身の重量によって下方に落ち込んだ場合、陽性とする。

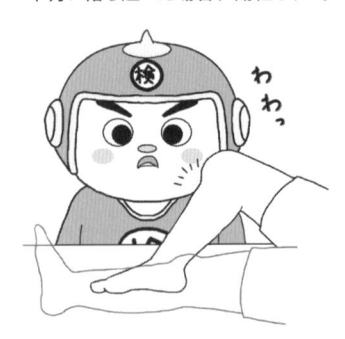

サギングテストのメカニズム

後十字靱帯は脛骨が後方へ滑ることを制限している。

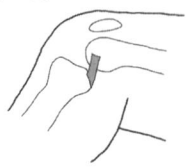

後十字靱帯が損傷していると、本検査の肢位で、脛骨は自身の重量によって下方に滑る。

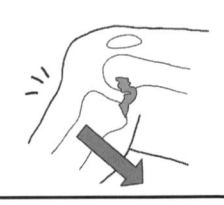

本 検査陽性で疑われること

後十字靱帯の損傷など

第6章：下肢の検査

■ 後方引き出しテスト

1. 患者は背臥位。検者は検査する側の
   ベッドサイドにまわる。

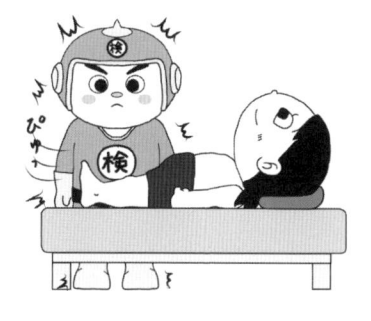

2. 患者に股関節45°屈曲位、膝関節
   90°屈曲位をとらせる。検者は患者の
   足の上に座る。

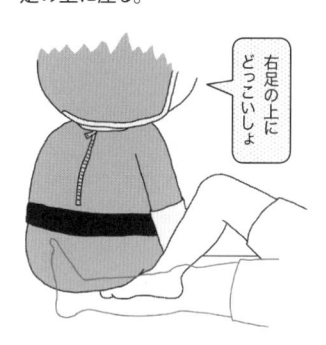

   > 右足の上にどっこいしょ

3. 検者は患者の下腿近位部をつかみ、
   脛骨を後方に押す。

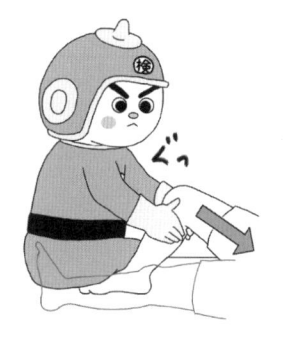

4. このとき、脛骨が後方に滑った場合、
   陽性とする。

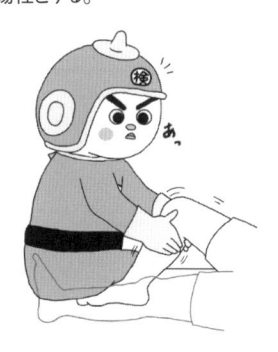

検査陽性で疑われること

後十字靱帯の損傷など

▶▶▶ 第6章：下肢の検査

後方引き出しテストのメカニズム

後十字靱帯は脛骨が後方へ滑ることを制限している。このため、後十字靱帯に障害があると、本検査で脛骨が後方へ滑る。

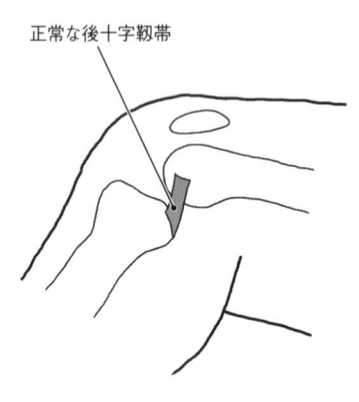

正常な後十字靱帯

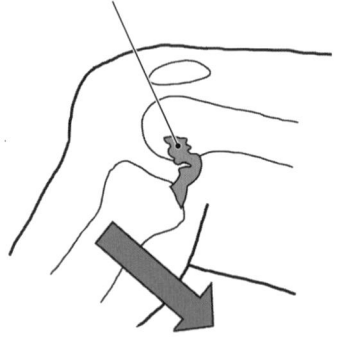

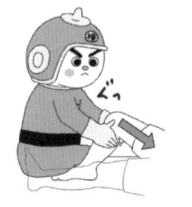

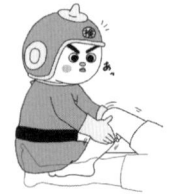

損傷した後十字靱帯

第6章：下肢の検査

4. 半月板損傷の検査法

■ マックマレーテスト：外側半月板

1. 検者は片手で足首、もう一方の手で膝関節を保持し、患者の股関節と膝関節を最大屈曲させる。

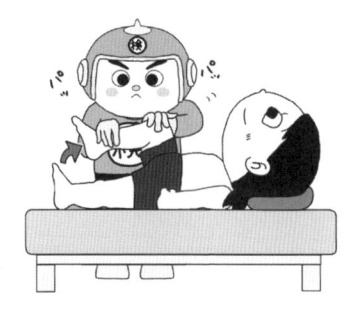

2. 膝関節を保持する方の手は、膝関節の関節裂隙に母指と中指が当たるようにする。

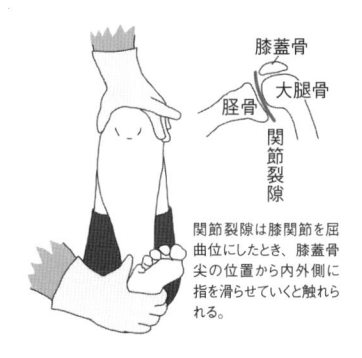

膝蓋骨
大腿骨
脛骨
関節裂隙

関節裂隙は膝関節を屈曲位にしたとき、膝蓋骨尖の位置から内外側に指を滑らせていくと触れられる。

3. 次に検者は患者の膝関節を強く内旋させる。

4. この状態のまま、患者の下肢を徐々に伸展させる。伸展中に膝関節に「クリック音」が聞こえた場合、陽性とする。

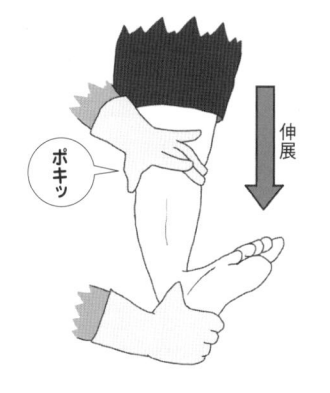

検査陽性で疑われること

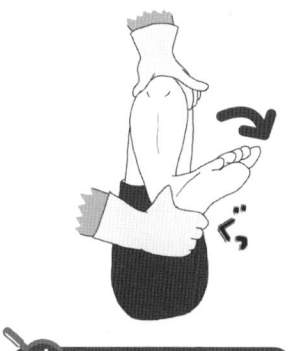

外側半月板の損傷など

※膝関節に疼痛が生じた場合も陽性とする

■ マックマレーテスト：内側半月板

1. 検者は片手で足首、もう一方の手で膝関節を保持し、患者の股関節と膝関節を最大屈曲させる。

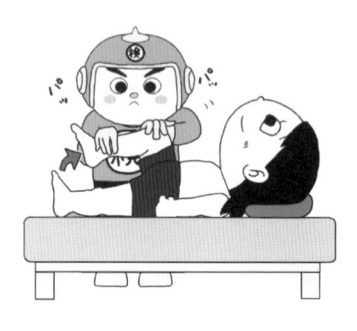

2. 膝関節を保持する方の手は、膝関節の関節裂隙に母指と中指が当たるようにする。

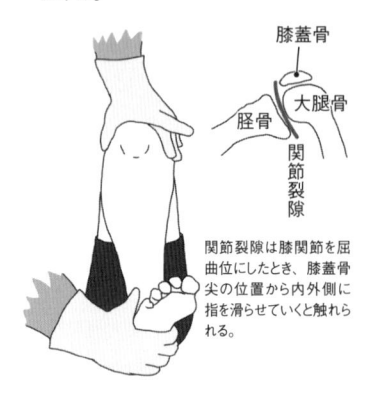

関節裂隙は膝関節を屈曲位にしたとき、膝蓋骨尖の位置から内外側に指を滑らせていくと触れられる。

3. 次に検者は患者の膝関節を強く外旋させる。

4. この状態のまま、患者の下肢を徐々に伸展させる。伸展中に膝関節に「クリック音」が聞こえた場合、陽性とする。

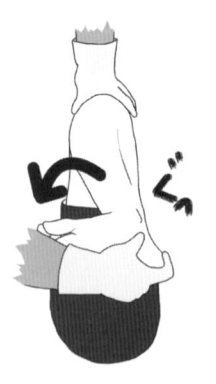

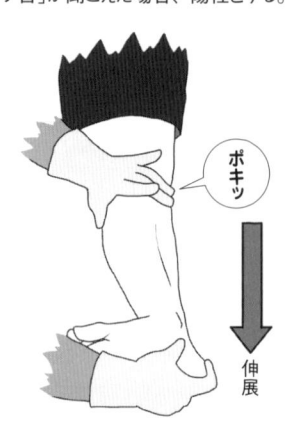

検査陽性で疑われること

内側半月板の損傷など

※膝関節に疼痛が生じた場合も陽性とする

マックマレーテスト：外側半月板のメカニズム

膝関節の内旋を保持したまま、膝関節を屈曲位から伸展させると外側半月板にストレスがかかる。もし、外側半月板に損傷や断裂があると本検査でクリック音が生じる。

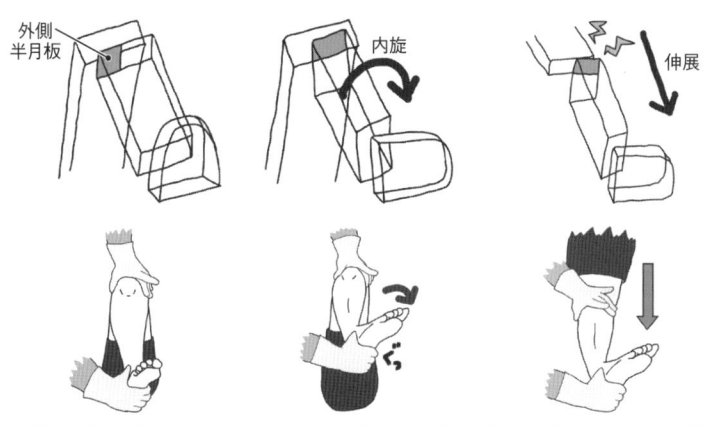

マックマレーテスト：内側半月板のメカニズム

膝関節の外旋を保持したまま、膝関節を屈曲位から伸展させると内側半月板にストレスがかかる。もし、内側半月板に損傷や断裂があると本検査でクリック音が生じる。

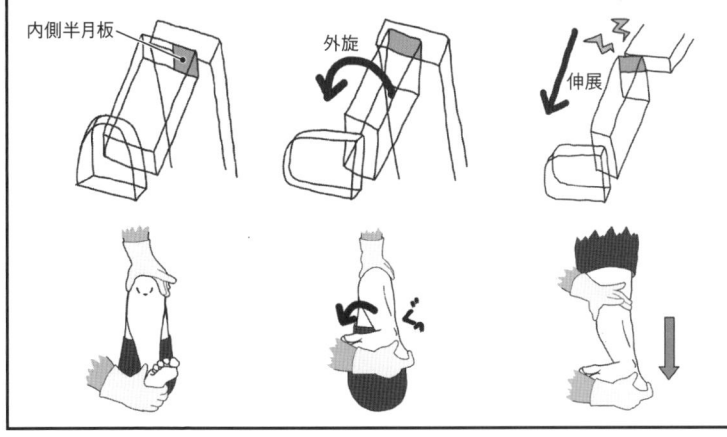

■ アプレイ押し下げテスト

1. 患者は腹臥位。検者は検査する側のベッドサイドにまわる。

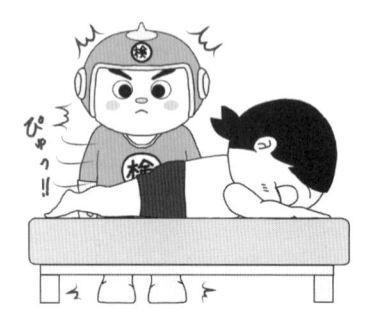

2. 患者の膝関節を90°屈曲させ、検者は片方の手で足関節、もう一方の手で踵を包むようにつかむ。

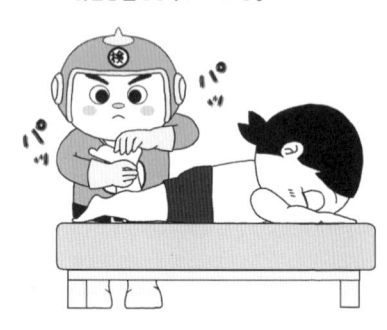

3. この状態で、踵をベッドの方向に圧迫しながら膝関節を内旋、外旋する。

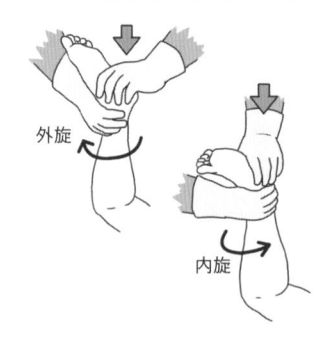

外旋
内旋

4. このとき、膝関節部に疼痛が発生した場合、陽性とする。

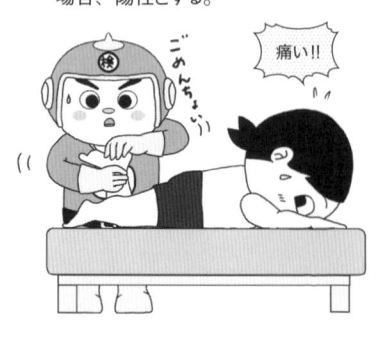

痛い!!
ごめんちゃーい

検査陽性で疑われること

半月板の損傷など

アプレイ押し下げテストのメカニズム

本検査で損傷した半月板にストレスがかかり疼痛が誘発される。

5 側副靱帯損傷の検査法

■ 外反ストレステスト

1. 患者は背臥位。検者は検査する側のベッドサイドにまわる。

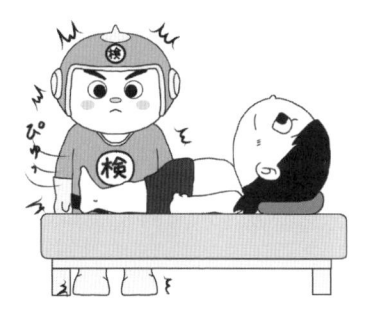

2. 患者は膝関節を20〜30°屈曲する。検者は片手で足関節をつかみ、もう一方の手を膝関節外側にあてる。

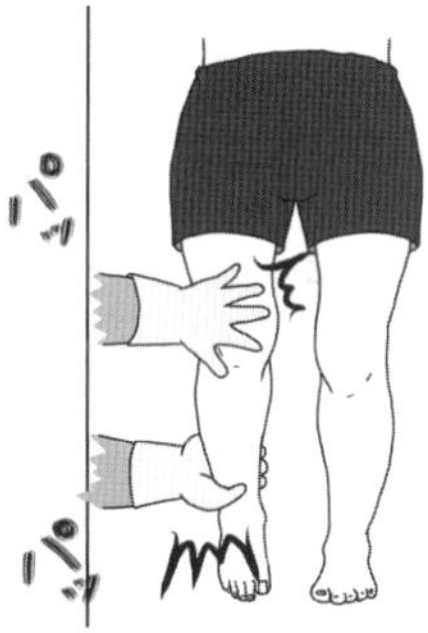

3. その状態で、検者は膝関節を内側方向に押し、足関節を外側に引く。

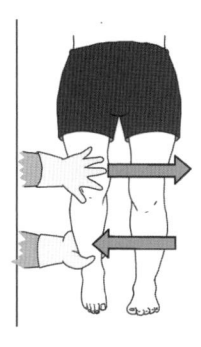

4. このとき、脛骨が大腿骨に対して過度に動いた場合、陽性とする。

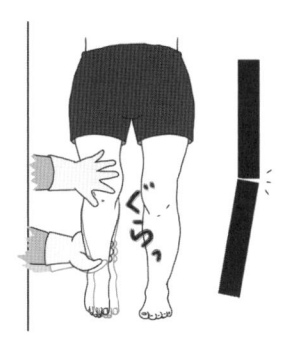

検査陽性で疑われること

内側側副靱帯の損傷など

▶▶▶ 第6章：下肢の検査

■ 内反ストレステスト

1. 患者は背臥位。検者は検査する側のベッドサイドにまわる。

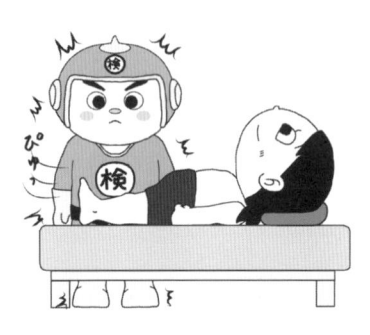

2. 患者は膝関節を20〜30°屈曲位にする。検者は片手で足関節をつかみ、もう一方の手を膝関節内側にあてる。

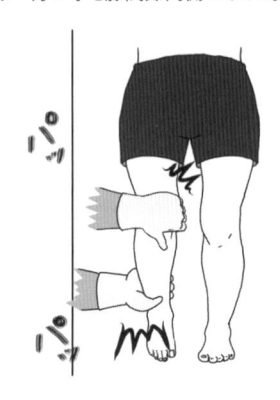

3. その状態で、検者は膝関節を外側方向に引き、足関節を内側に押す。

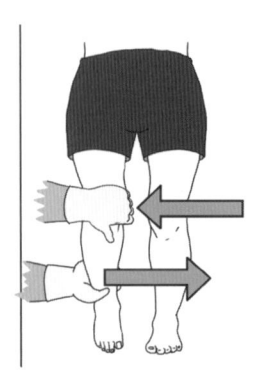

4. このとき、脛骨が大腿骨に対して過度に動いた場合、陽性とする。

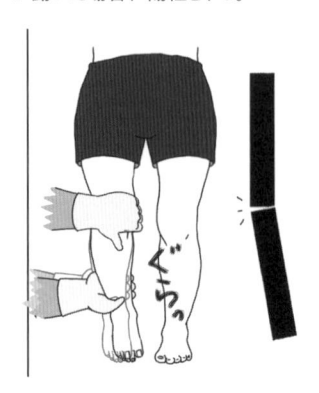

本 検査陽性で疑われること

外側側副靭帯の損傷など

外反ストレステストのメカニズム

内側側副靱帯は、膝関節の外反に対して抵抗する。そのため、内側側副靱帯に断裂などの損傷があると、本検査(外反負荷をかける検査)で膝関節の内側に動揺が生じる。

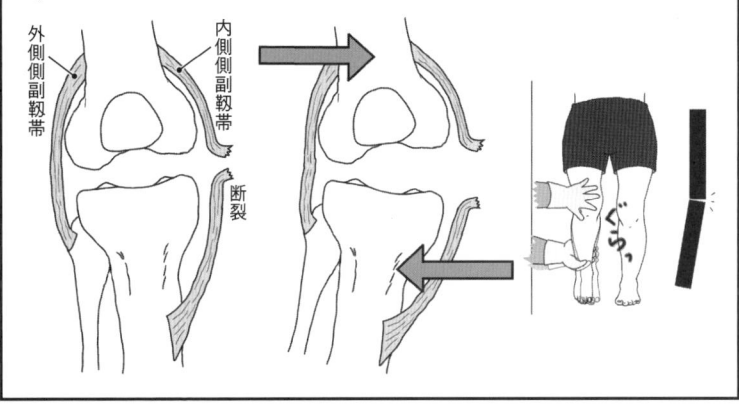

内反ストレステストのメカニズム

外側側副靱帯は、膝関節の内反に対して抵抗する。そのため、外側側副靱帯に断裂などの損傷があると、本検査(内反負荷をかける検査)で膝関節の外側に動揺が生じる。

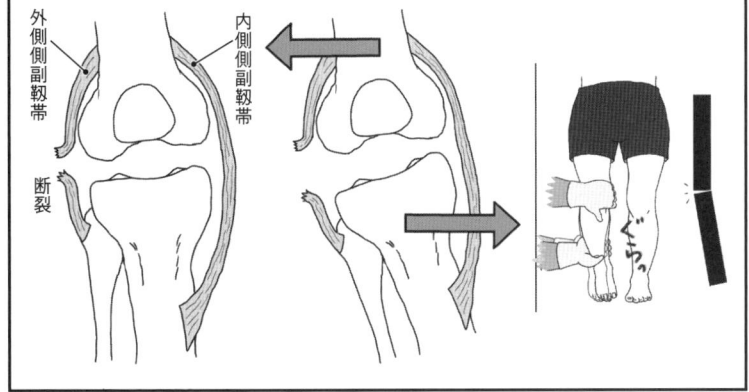

▶▶▶ 第6章：下肢の検査

■ アプレイ引き上げテスト

1. 患者は腹臥位。検者は検査する側のベッドサイドにまわる。

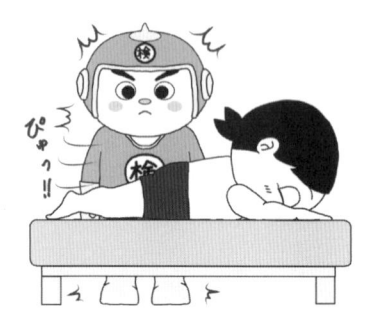

2. 検者は脚で患者の大腿部を固定し、両手で足関節をつかむ。

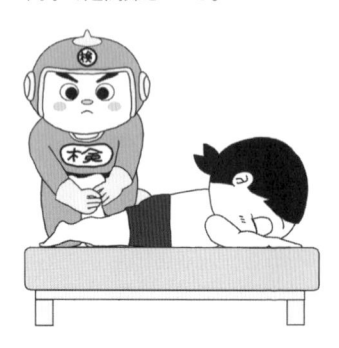

3. 検者は、患者の下肢をまっすぐ牽引しながら、膝関節を内旋・外旋する。

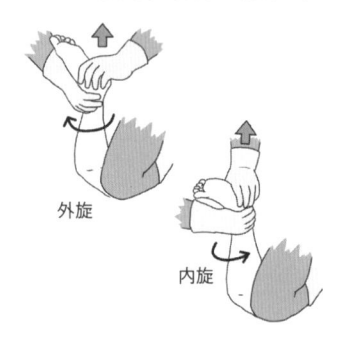

外旋
内旋

4. このとき、膝関節部に疼痛が発生した場合、陽性とする。

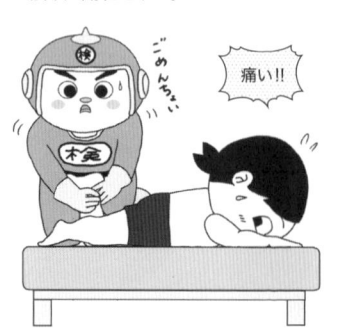

痛い!!

検査陽性で疑われること

膝関節内側部の疼痛：内側側副靱帯の損傷など
膝関節外側部の疼痛：外側側副靱帯の損傷など

アプレイ引き上げテストのメカニズム

側副靱帯に損傷があると、本検査で、側副靱帯にストレスがかかり疼痛が発生する。

6. 関節水腫の検査法

■ 膝蓋跳動テスト

1. 患者は背臥位。検者はベッドサイドにまわる。

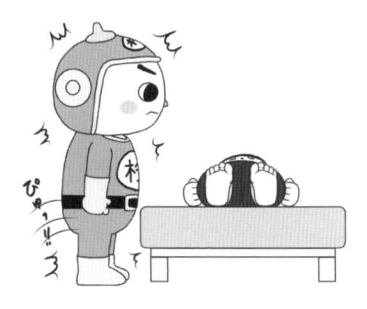

2. 検者は、片手で膝蓋骨の上部を囲むよう固定し、もう一方の手で膝蓋骨を大腿骨の方へ軽く圧迫する。

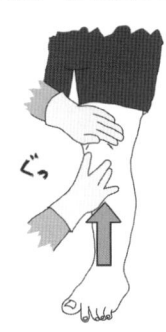

3. このとき、膝蓋骨が関節面から浮き上がり、膝蓋骨を圧迫した際、コツコツという感触が指先に感じられた場合、陽性とする。

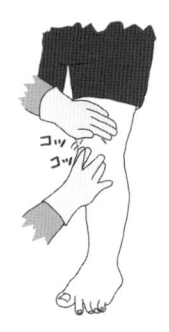

本検査陽性で疑われること

関節水腫など

膝蓋跳動テストのメカニズム

もし、関節水腫が存在している場合、本検査を行うことにより関節包内の液体が集められ、膝蓋骨が関節面から浮いたような状態になる。

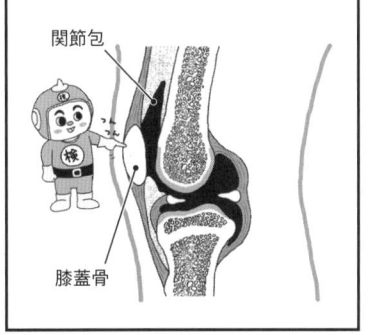

- 関節包
- 膝蓋骨

▶▶▶ 第6章：下肢の検査

7 腸脛靱帯炎の検査法

■ グラスピングテスト

1. 患者は背臥位。検者は検査する側のベッドサイドにまわる。

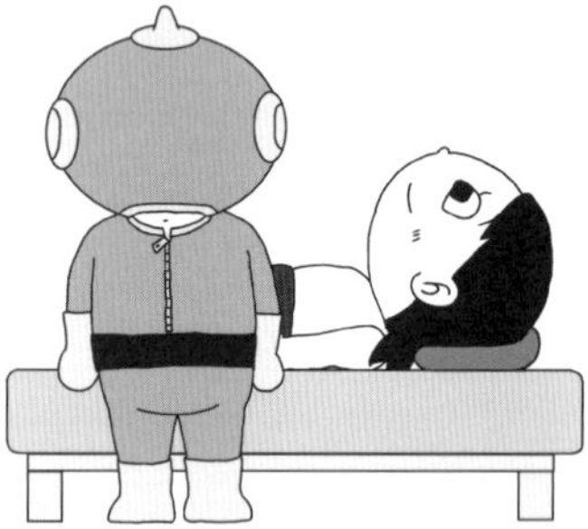

2. 検者は片手で患者の大腿骨外側上顆を圧迫、もう一方の手で足関節をつかむ。

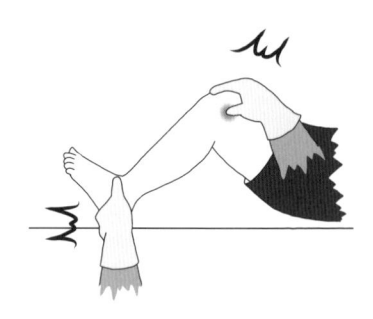

3. この状態のまま、患者の膝関節の屈曲と伸展運動を行う。このとき、圧迫している大腿骨外側上顆部に疼痛が発生した場合、陽性とする。

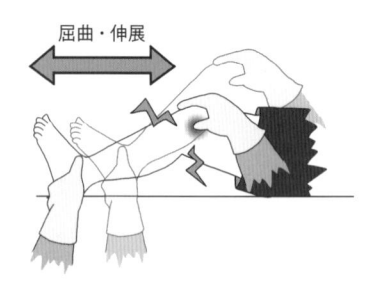

屈曲・伸展

グラスピングテストのメカニズム

腸脛靱帯炎が存在すると、本検査によって、腸脛靱帯と外側上顆部に摩擦力が生じ、疼痛が再現される。

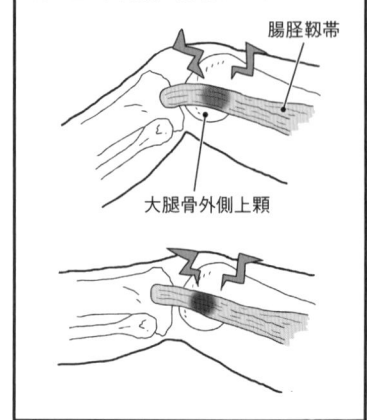

腸脛靱帯

大腿骨外側上顆

本 検査陽性で疑われること

腸脛靱帯炎など

8 足部の解剖と異常

〈アキレス腱とアキレス腱断裂〉

アキレス腱は下腿中央部から始まり、踵骨に付着する非常に強靭な腱である。

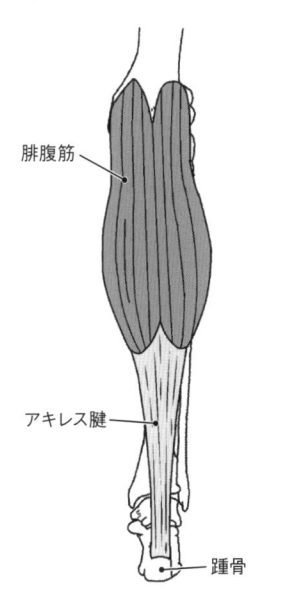

スポーツなどでの踏み込み動作やダッシュなどでアキレス腱に強いストレスがかかったとき、アキレス腱の断裂が発生することがある。

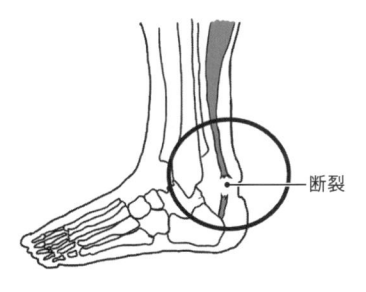

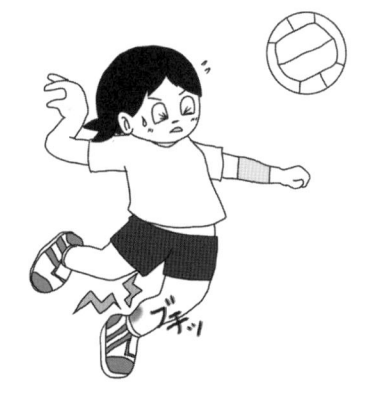

- 腓腹筋
- アキレス腱
- 踵骨
- 断裂

第6章：下肢の検査

9 アキレス腱断裂の検査法

■ トンプソンテスト

1. 患者は腹臥位。検者は検査する側のベッドサイドにまわる。

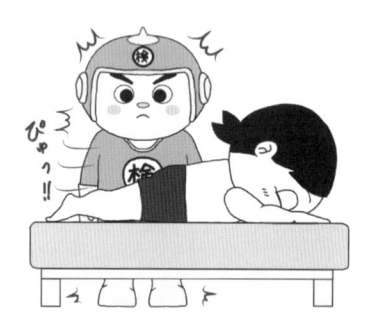

2. 検者は患者の腓腹筋中央部をつかみ、圧迫する。

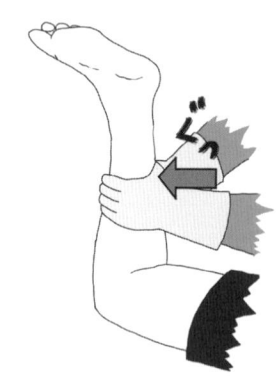

3. このとき、足関節の底屈がみられない場合、陽性とする。

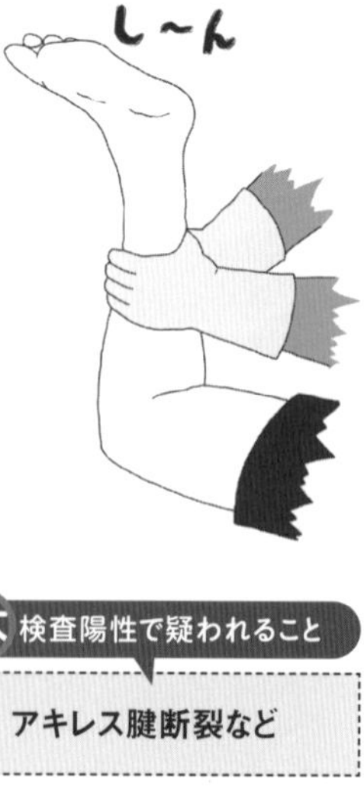

トンプソンテストのメカニズム

アキレス腱が正常な場合、腓腹筋の中央部を圧迫すると、足関節が底屈する。もし、アキレス腱の断裂が存在すると、足関節に底屈は起こらない。

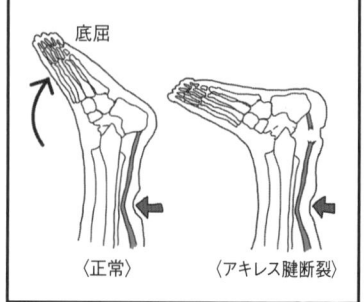

〈正常〉　〈アキレス腱断裂〉

本 検査陽性で疑われること

アキレス腱断裂など

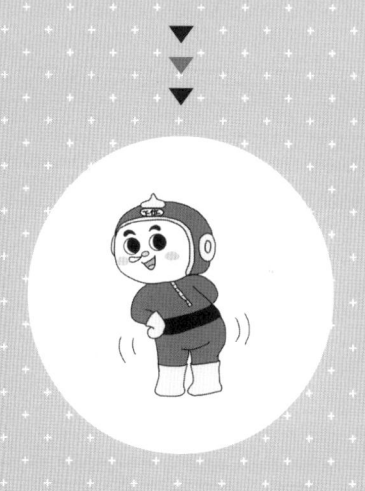

付録

病的反射

病的反射とは、通常、成人では出現しない反射で、上位運動ニューロンの障害で出現する反射である。以下の検査で陽性の場合は、脊髄損傷など上位運動ニューロンの障害が疑われる。

■ 下肢の病的反射

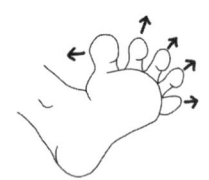

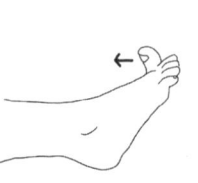

バビンスキー反射	患者は背臥位。検者は患者の足底を打腱器の柄などでこする。第1趾が伸展し、他の趾が扇状に開いた場合、陽性とする。 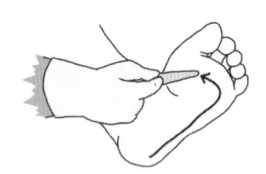
チャドック反射	患者は背臥位。検者は患者の外果を打腱器の柄などでこする。第1趾が伸展した場合、陽性とする。 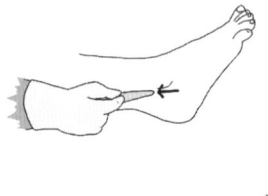
オッペンハイム反射	患者は背臥位。検者は患者の脛骨内側を打腱器の柄などでこする。第1趾が伸展した場合、陽性とする。 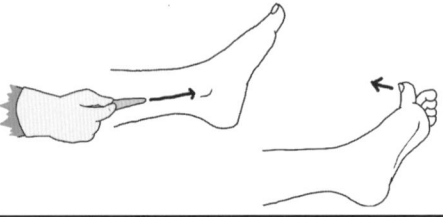

シェーファー反射	患者は背臥位。下腿をベッドから垂らす。検者は患者のアキレス腱を把握する。第1趾が伸展した場合、陽性とする。 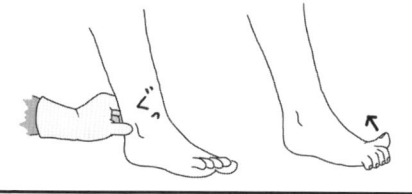
ロッソリモ反射	患者は背臥位。検者は患者の足底、足趾の付け根を打腱器で叩打する。全足趾が屈曲した場合、陽性とする。 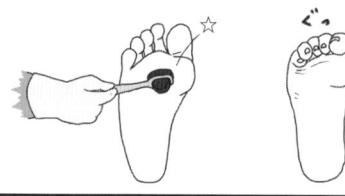

■ 上肢の病的反射

ホフマン反射	患者は前腕を回内位。検者は示指と中指で患者の中指をはさみ、母指で患者の中指を強くはじく。このとき、患者の母指が屈曲した場合、陽性とする。 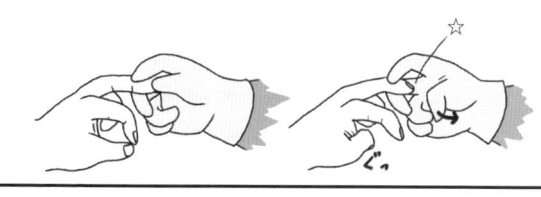
トレムナー反射	患者は手関節背屈位。検者は片手で患者の中指を固定し、もう一方の手で患者の中指の掌側先端を強くはじく。このとき、患者の母指が屈曲した場合、陽性とする。 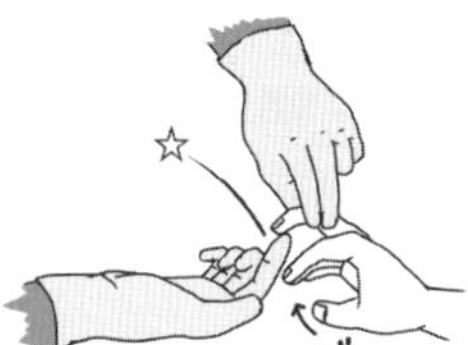

▶▶▶ 付録

病的反射のメカニズム

通常、上位運動ニューロンは下位運動ニューロンに対し抑制をかけている。

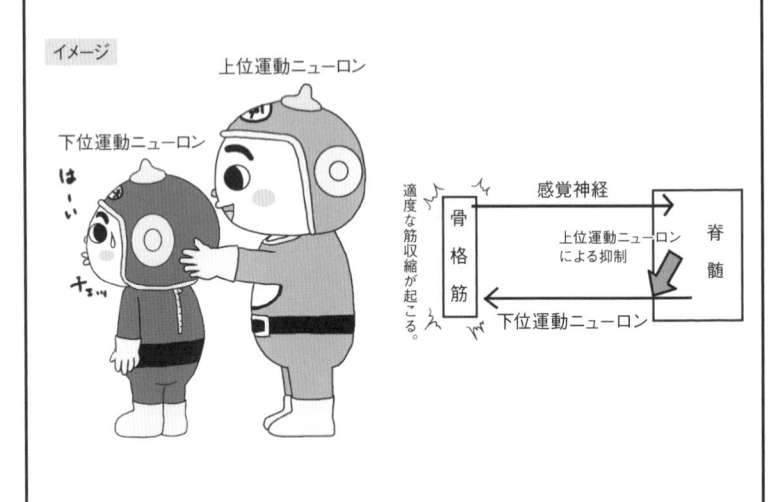

イメージ

上位運動ニューロン

下位運動ニューロン

はーい

キュッ

感覚神経

骨格筋 ← 上位運動ニューロンによる抑制 → 脊髄

下位運動ニューロン

適度な筋収縮が起こる。

そのため、上位運動ニューロンが障害されると、通常ではみられない反射が起こる。

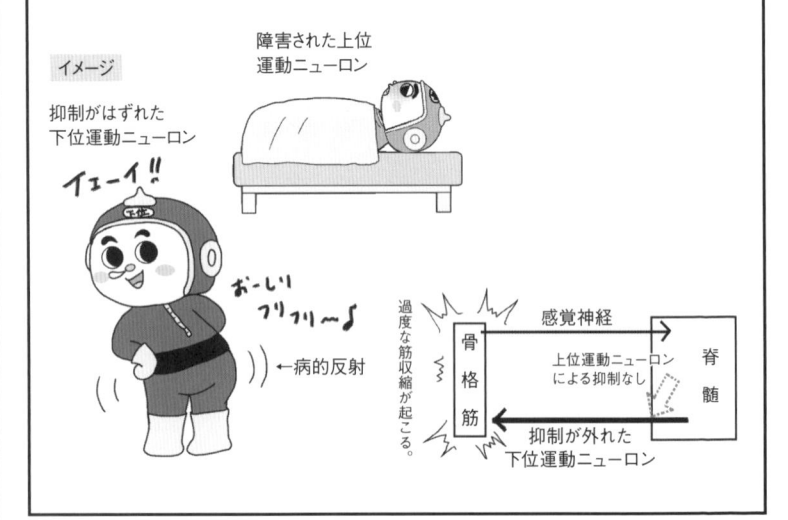

イメージ

障害された上位運動ニューロン

抑制がはずれた下位運動ニューロン

イェーイ!!

おーい
フリフリ～♪

←病的反射

感覚神経

骨格筋 ← 上位運動ニューロンによる抑制なし → 脊髄

抑制が外れた下位運動ニューロン

過度な筋収縮が起こる。

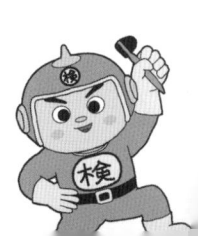

【参考文献】

東洋療法学校協会編『臨床医学総論』(医歯薬出版)

東洋療法学校協会編『臨床医学各論』(医歯薬出版)

東洋療法学校協会編『解剖学』(医歯薬出版)

東洋療法学校協会編『生理学』(医歯薬出版)

新関真人著『図解　整形外科学検査法』(医道の日本社)

竹内義享、澤田規著『目でみる運動機能検査法』(南江堂)

ジョセフ J．シプリアーノ著、斎藤明義監訳『写真で学ぶ　整形外科テスト法』(医道の日本社)

松野丈夫、中村利孝総編集『標準整形外科学』(医学書院)

落合慈之監修、下出真法編集『整形外科疾患ビジュアルブック』(学研メディカル秀潤社)

工藤慎太郎編著『運動器疾患の「なぜ?」がわかる臨床解剖学』(医学書院)

橋本淳、信原克哉著『肩診療マニュアル』(医歯薬出版)

坂井建雄、河原克雅編『カラー図解　人体の正常構造と機能』(日本医事新報社)

Donald A. Neumann著、嶋田智明、有馬慶美監訳

　『カラー版　筋骨格系のキネシオロジー』(医歯薬出版)

医療情報科学研究所編『病気がみえる　vol7 脳・神経』(メディックメディア)

国試黒本製作委員会編『国試黒本　上巻』(AQUAMOON)

国試黒本製作委員会編『国試黒本　下巻』(AQUAMOON)

原田晃著『マッスルインパクト』(医道の日本社)

原田晃著『ボーンインパクト』(医道の日本社)

【著者略歴】

原田　晃
Akira Harada

鍼師・灸師。1973年千葉県生まれ。筑波大学大学院人間総合科学研究科修了。伝統工芸品の営業、昆虫の研究などの職業を経て中央医療学園鍼灸学科に入学。卒業後、東京衛生学園臨床教育専攻科に進み、現在はお茶の水はりきゅう専門学校副校長。

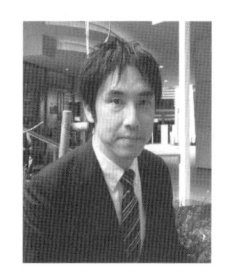

イラスト：原田晃
協力：中井真吾（早稲田大学大学院スポーツ科学研究科　理学療法士）
本文・カバーデザイン：掛川竜
本文DTP：ベクトル印刷株式会社

徒手検査インパクト

2014年12月10日　初版第1刷発行
2023年 9月25日　初版第7刷発行

著者　　原田晃
発行者　戸部慎一郎
発行所　株式会社医道の日本社
　　　　〒237-0068　神奈川県横須賀市追浜本町1-105
電話　　046-865-2161
FAX　　046-865-2707

2014 ©原田晃
印刷　　ベクトル印刷株式会社
ISBN978-4-7529-3111-9 C3047